水俣病訴訟弁護団編

水俣病救済における司法の役割

すべての水俣病被害者の救済をめざして

花伝社

水俣病救済における司法の役割——すべての水俣病被害者の救済をめざして◆目次

序　文　水俣病公式確認五〇年シンポジウム「水俣病問題と司法の役割」……7
実行委員長・弁護士　千場茂勝

来賓あいさつ……10
水俣市長　宮本勝彬

なぜシンポジウムを開いたのか……12
水俣病訴訟弁護団事務局長・弁護士　板井　優

すべての水俣病患者の救済を求めて――〇六・六・一一総決起集会……15
水俣病闘争支援熊本県連絡会議・前事務局長　北岡秀郎

水俣病問題と司法の役割――水俣病公式確認五〇年シンポジウム……32
水俣病訴訟弁護団事務局長・弁護士　板井　優

水保病裁判と司法の役割――第一次訴訟を中心として……45
水俣病訴訟弁護団団長・弁護士　千場茂勝
水俣病診断基準の変遷と到達点……58
水俣病熊本県民会議医師団団長　藤野　糺
水俣病から国が学ぶべき教訓……65
久留米大学法科大学院教授・水俣病訴訟弁護団副団長　馬奈木昭雄
特別報告「スモン・水俣・ヤコブ・イレッサと司法」……73
水俣病京都弁護団副団長・弁護士　中島　晃
一次闘争と輔佐人の活躍……81
新潟水俣病弁護団事務局長・弁護士　工藤和雄

公害裁判における公害弁連の役割……88
旧水俣病被害者・弁護団全国連絡会事務局長・弁護士　豊田　誠
水俣病第三次訴訟第一陣の控訴審を担当して……95
福岡高裁元裁判長・弁護士　友納治夫
水俣病第三次訴訟第一陣判決後の推移……103
熊本地裁元裁判長・弁護士　相良甲子彦
国会から見た水俣病公式確認五〇年……108
前衆議院議員・弁護士　松野信夫
国策をバックにしたチッソの企業活動……116
ノーモア・ミナマタ環境賞選考委員長・大阪大学大学院教授　猪飼隆明

ノーモア・ミナマタ国賠等訴訟について……123
ノーモア・ミナマタ訴訟弁護団長・弁護士　園田昭人

ノーモア・ミナマタ国賠訴訟を起こして……128
ノーモア・ミナマタ訴訟原告団長　大石利生

環境省はどこを向いているか……132
水俣病被害者の会全国連絡会事務局長　中山裕二

水俣に、産廃はいらない！……136
水俣病訴訟弁護団事務局長　森　徳和

あとがき……142
ノーモア・ミナマタ国賠訴訟弁護団長・弁護士　園田昭人

序文　水俣病公式確認五〇年シンポジウム「水俣病問題と司法の役割」

実行委員長・弁護士　千場茂勝

私たちは、二〇〇六年六月一一日、水俣市において、水俣病公式確認五〇年事業に呼応して、シンポジウム「水俣病問題と司法の役割――ノーモア・ミナマタのために」を開催しました。そのときの各報告者の論説を集めたのがこの出版物です。

水俣病患者の必死の闘いによって、水俣病第一次訴訟判決において、司法は、チッソの責任を断罪し、水俣病第二次訴訟判決とその控訴審判決によって、司法は、国の「判断条件」を批判し、それが破綻していることを明らかにしました。続いて再度の第三次訴訟判決と京都訴訟判決においては、司法は、水俣病発生・拡大についての国の責任をはっきりと認めました。

ところが、二〇〇一年一〇月、水俣での国際水銀会議において、環境省は、世界各国の研究者に配布した報告書で、水俣病問題の歴史を一九六八年までに限定し、水俣病第一次訴訟提訴以降の水俣病裁判の歴史を抹殺しました。しかし、水俣病患者達の長期に亘る水俣病裁判の命がけの闘いと、曲折はあってもそれを受けた司法の水俣病患者救済の役割を抜きにしては、水俣病問題の歴史はあり得ません。

しかも、二〇〇四年一〇月、最高裁は関西訴訟判決において国の責任を断罪し、感覚障害だけの水俣病を認めて、国の「判断条件」の破綻をさらに明白にしました。しかし、国はその認定基準である「判断条件」に固執し、水俣病患者の救済を為そうとはせず、それを不満として一〇〇〇人を超える原告が、二〇〇五年一〇月以降、ノーモア・ミナマタ国賠訴訟に立ち上がり、現在も国を被告として裁判闘争を続けています。しかも、その目指すところは司法救済システムによる救済です。

即ち、水俣病問題において「司法の役割」は未だ終わってはいません。それどころか、司法は多くの水俣病患者から、その役割を期待されているのです。

それにも拘わらず、私たちがこのまま座視していれば、水俣病公式確認五〇年の歴史的な年においても、水俣病患者の裁判闘争とそれを受けて画期的な判決を生み出した司法の役割は、再び水俣病問題の歴史から抹殺されてしまいます。それを憂慮して私たちは、今回のシンポジウム「水俣病問題と司法の役割」を敢行しました。

幸いにして、多数の市民の方々のご出席を頂き、橋口水俣病被害者の会全国連幹事長の挨拶により始まり、ご来賓として水俣市長からはご挨拶を頂きました。熊本の水俣病訴訟弁護団からはもとより、新潟水俣病弁護団、水俣病京都弁護団、旧水俣病全国連からも出席頂き、板井弁護士が基調報告、千場、馬奈木、工藤、中島、豊田の各弁護士と、県民会議医師団の藤野医師が特別報告をしました。特筆すべきなのは、その次に、友納治夫元福岡高裁裁判長の出席による特別報告を受けたことです。

その後、パネルディスカッションが行われ、前衆議院議員松野弁護士がコーディネーターになり、上記の報告者の外に猪飼大阪大学大学院教授、園田ノーモア・ミナマタ国賠訴訟弁護団団長、大石同訴訟原告団団長の参加を得ました。

基調報告、特別報告、パネルディスカッションともに非常に活気があり、盛会で、文字通り「水俣病問題における司法の役割」が、出席した多くの市民に伝わりましたが、新聞・テレビに報じられたので、さらに広く伝わってゆくことでしょう。

今般、このシンポジウムを記念するとともに、多くの人々に「水俣病問題における司法の役割」を知ってもらうために、出版することとし、シンポジウムの各報告者、参加者に、そのときの論説を文章にてご提出いただき、その上、水俣病第三次訴訟の相良甲子彦裁判長からご寄稿をいただきました。

このようにして、この本は出来上がったものです。

多くの方々がこの本をお読み頂き、水俣病患者の闘いと「司法の役割」について、関心を持ち、認識を深めて頂ければ、私たちにとって、これに勝る慶びはありません。

来賓あいさつ

水俣市長　宮本勝彬

皆様、こんにちは。ただいまご紹介をいただきました、水俣市の宮本と申します。どうぞよろしくお願い申し上げます。

本日は、シンポジウムにお招きいただきまして、ありがとうございました。心から感謝を申し上げます。

さて、今年は先ほどもご案内がございましたが、公害の原点といわれる水俣病が公式に確認されてから五〇年という節目の年になります。皆様ご承知のとおり、この五〇年間、被害者はもとより、地域住民すべてが水俣病によっていじめられました。そこで、昨年七月に患者団体をはじめ、行政、各種団体など、約五〇規模の代表からなる水俣病公式確認五〇年事業実行委員会を設立し、水俣病で犠牲になられた方々の慰霊、水俣病の教訓の発信、地域振興のための事業等について実施しているところでございます。

公式確認五〇年事業によって、本日の主催者である水俣病訴訟弁護団の皆様にも、旅費も報酬も出ない中でご協力をいただいております。特に今年三月に開催しました、みなまたの五〇年フォーラムにおきましては、元衆議院議員の田中昭一先生、本日もこの後ご報告いただく元福岡高裁総括判事の友納治夫先生の講演出演に際しましては、事業検討会員として多大なるご尽力をいただきました。お二人の講演が実現したことにより、成功裏に終えることができました。本当にありがとうございました。この場をお借りいたしまして熱く御礼を申し上げますとともに、今後のご協力をあわせてお願いしたいと存じます。

本日、シンポジウムがここ水俣市で開催されますことを大変意義深いことであると、そのように思っております。五月一日の慰霊式において、私は水俣病のような悲惨な公害を二度と起こしてはならないと改めてお誓いをし、今後もさらにホッと安心できる小さくても輝く町を目指したいと決意を新たにしているところでございます。水俣病をはじめとする全国の公害問題の司法の果たした役割は大変強力なものがあると思っております。

最後になりましたが、水俣病訴訟弁護団のますますのご発展と、ここにお集まりの皆様のご健勝をご祈念申し上げまして、私のご挨拶といたします。本日はありがとうございました。

なぜシンポジウムを開いたのか

水俣病訴訟弁護団事務局長・弁護士　板井　優

水俣病公式確認五〇年の歴史の中で、唯一間違いないことは、水俣病問題の解決は裁判を軸にして動いてきたということです。

一九六七年六月の新潟水俣病訴訟の提訴は、水俣病の因果関係と加害企業昭和電工の責任を追及する歴史上初めての闘いでした。

一九六八年九月、政府は、遅まきながら水俣病の原因が昭和電工とチッソの垂れ流したアセトアルデヒド排水中のメチル水銀であることを認めました。

一九七三年三月二〇日の水俣病第一次訴訟熊本地裁判決は、チッソの責任を厳しく断罪しました。この判決の後、水俣湾の水銀ヘドロ処理が始まり、加害企業と患者団体との間で水俣病患者に対する補償協定も締結されました。

しかしながら、その後、国は水俣病の判断条件を改悪し、水俣病患者を大量に切り捨てました。まさに国は加害企業を擁護するために公平な第三者の役割をも放棄したのです。このままでは、水俣病でありながら「ニセ患者」として大量に切り捨てられることを許すことになります。

これに立ち塞がったのが一九八五年八月の水俣病第二次訴訟福岡高裁判決でした。この判決で、汚染魚を多食したという事実と四肢末梢性感覚障害があれば、水俣病として判断できることが確定しました。しかし、国が判断条件を変更しない中で、一九八七年三月水俣病第三次訴訟熊本地裁判決において、歴史上初めて司法は行政の責任を断罪しました。そしてこれに続いて熊本地裁（第二陣）、京都地裁も国の水俣病発生・拡大責任を断罪しました。

そして、これらの判決の上に一九九五年一二月、政府は四肢末梢性感覚障害があるものを救済する方針を出しました。これがいわゆる政府解決策でした。確かに、この解決策は水俣病かどうかだけでなく国の責任についてあいまいにしたものでした。

しかし、政府の水俣病患者大量切捨て政策の最大の狙いは、複数の症状のあるものは救済するが、四肢末梢性感覚障害だけの者は切り捨てるということにあります。したがって、水俣病全国連の闘いが国の大量切捨て政策を転換させたことは明らかでした。

しかし、二〇〇一年一〇月、水銀国際会議が水俣市で開催されましたが、水俣病における司法の果たした役割を評価する声はありませんでした。それどころか、環境省国立水俣病総合研究センターの報告書は、水俣病の歴史を一九六八年までに限定して水俣病の教訓を引き出そうとしました。ここでは、水俣病において司法の果たした役割は積極的に否定されました。

私たちは、これに対し水俣病裁判の経験から「水俣病の教訓」をまとめて公刊しました。まさに、歴史の変質を許さないためでした。

二〇〇四年一〇月、最高裁は水俣病関西訴訟で国の責任を断罪し、感覚障害だけの水俣病を肯定しました。この最高裁判決を機に、水俣病として認定申請、さらに裁判を提起するものが相次ぎ、再び、水俣病の判断条件と国の責任が問題となりました。

しかしながら、国が判断条件を変更しないと居直る中で、水俣病の判断条件を変えて、国の責任を認めるべきだとの世論が大きく燃え広がりました。

時あたかも、水俣病公式確認五〇年を迎えた今、改めて水俣病問題の根本的解決が問われています。私たちは、水俣病問題は企業が行政と結びついて引き起こしたものであり、だからこそ司法は患者・弁護団・支援の国民的な闘いの中で人間の尊厳を回復する判決を出し、事態を変えてきたのです。

私たちは、こうした立場から、改めて水俣病問題における司法の役割を明らかにするために、このシンポジウムを開催したのです。

すべての水俣病患者の救済を求めて――〇六・六・一一総決起集会

水俣病闘争支援熊本県連絡会議・前事務局長　北岡秀郎

水俣病不知火患者会＝ノーモア・ミナマタ国賠訴訟原告団と弁護団は、二〇〇六年六月一一日水俣市文化会館において総決起集会を開いた。

二〇〇四年一〇月の関西訴訟最高裁判決で加害企業チッソに加えて国・熊本県の加害責任が認められた。この判決を大きなよりどころとして二〇〇五年一〇月、ノーモア・ミナマタ国賠訴訟が提訴され、その後原告数は一〇〇〇人を越える大訴訟になった。ここにきて原告団をはじめ最高裁判決後に発足した新たな患者団体は解決を環境省・熊本県に迫った。

熊本県は一九九六年に被害者が受け入れた解決策（国・県の加害責任を明確にせず、一時金二六〇万円プラス医療費支給など）を再び適用する提案をした。この案を受け入れることを表明する患者団体が出るなか、ノーモア・ミナマタ国賠訴訟原告団がこの解決策を受け入れるのかどうかが注目された。

総決起集会はこのような情勢のもとで開かれ、参加者の圧倒的な意志で「解決策の適用を拒否」し、最終的な解決を目指して「司法救済制度」の確立をなすべく訴訟の続行を決議した。
このドキュメントはその前後の動きを追ったものである。

なぜ今水俣病か

今年（二〇〇六年）は水俣病の発生が公式に確認されて五〇年になります。体験と教訓を語り継ぎ、新たな出発を図るべく様々な記念行事が取り組まれています。その一方で救済を求める水俣病患者が四〇〇〇人を越え、一〇〇〇人を越える患者が裁判を闘います。

水俣病問題はいったいどうなっているのか。過去の話なのか現在の話なのか。すでに終わったのではなかったのか。今、当然の疑問が沸き上がっています。

水俣病問題は、何度も「終わった」歴史があります。最初に「終わった」のは一九五九年にチッソが水俣病患者と結んだ「見舞金契約」の時期でした。原因不明を前提とし患者には「見舞金」を支給するとした契約で、ご丁寧にも「将来水俣病が工場排水に起因することが決定しても新たな補償はしない」という条項もついていました。

その後、厚生省の公害認定時期、補償協定締結の時期、ヘドロ処理が済み安全宣言がなされた時期など何度も「終わった」ことがあります。そして一九九六年の政府解決策による「終わり」です。

政府解決策が提示された当時、国・県の責任を認める判決はいくつか出ていましたが確定判決ではありませんでした。それでも早期解決を求める患者たちは各地の裁判所で和解協議を繰り返しながら、国会に座り込む等激しい運動を展開しました。その結果出てきたのが政府解決策といわれる「政治決着」でした。それは行政責任の存在は抽象的な首相談話の謝罪で済まし、国・県の責任を前提とせず、患者を水俣病と断定しない形での解決策でした。患者一人当たり二六〇万円＋医療手帳（医療費公費補助）＋医療手当て、または保健手帳（一定額の医療費補助）であり、救済運動を進めた諸団体に団体加算金の支給がありました。ただその対象は広く一万人以上が救済対象となりました。もちろん当時の患者たちは喜んで受け入れたものではなく、高齢化が著しい患者たちは「苦渋の選択」として受け入れたものでした。それだけに我々も含めて「終わった」という認識が強かったのです。

それが二〇〇四年一〇月に最高裁判決として国・県（チッソはいうまでもなく）の責任が最終的に確定し「責任を前提としない政府解決策」は根拠をなくしました。その結果行政認定を求める患者が続出しました。ところが申請者を受け止める認定審査会は委員のなり手がありませんでした。いくら審査会で「切り捨てても裁判所によって逆転され」てしまう、これが委員になり手がない理由でした。結果として申請者は溜まる一方となります。その中の一部は裁判による救済を求めました。これがノーモア・ミナマタ国賠訴訟です。

水俣病の歴史は「終わって」は「始まる」の繰り返しなのかも知れません。

新たな原告たち

一〇年前の政治決着の時なぜ名のり出なかったのか、という声があります。「子どもが小さくて将来を考え躊躇した」という原告は多いのです。「知らなかった＝知らされなかった」人もいます。でも多くの人たちは一〇年前の政治決着を知っていました。それなのになぜ……。

知っていることと立ち上がることには距離があります。むしろよく知っていることがブレーキになっている場合だってあります。注目されるのは今回の原告の中にかつて水俣病第三次訴訟を闘った人たちの二世がかなりの割合で加わっていることです。彼らは父母の原告としての苦労を知っています。闘いの苦しさがわかります。しかしそれより厳しいことは地域社会の偏見です。親の闘いを理屈では正しいとわかりながらも、「そこまでして金が欲しいのか」といわれた陰口を最も受け止めてきた者たちです。このことは第一次訴訟以来水俣病患者について回った重圧です。地域社会の偏見、それはとりもなおさずチッソによる地域支配の結果に過ぎないのですが、偏見というものは自ら自覚していないだけに深刻です。

その中に今自ら身を置こうとしています。その理由は自らの体調の悪化です。親の世代は言います。「自分たちはあの子の歳頃にはもっと強かった」と。ここに表現されるように、水俣病患者の親から見ても自分たち以上の明らかな症状の悪化が感じられているのです。世代を越えて汚染は確実に人々の体を虫食んでいます。底知れぬ恐ろしさが沿岸住民を襲っています。そのことの調査はまったく行われていません。

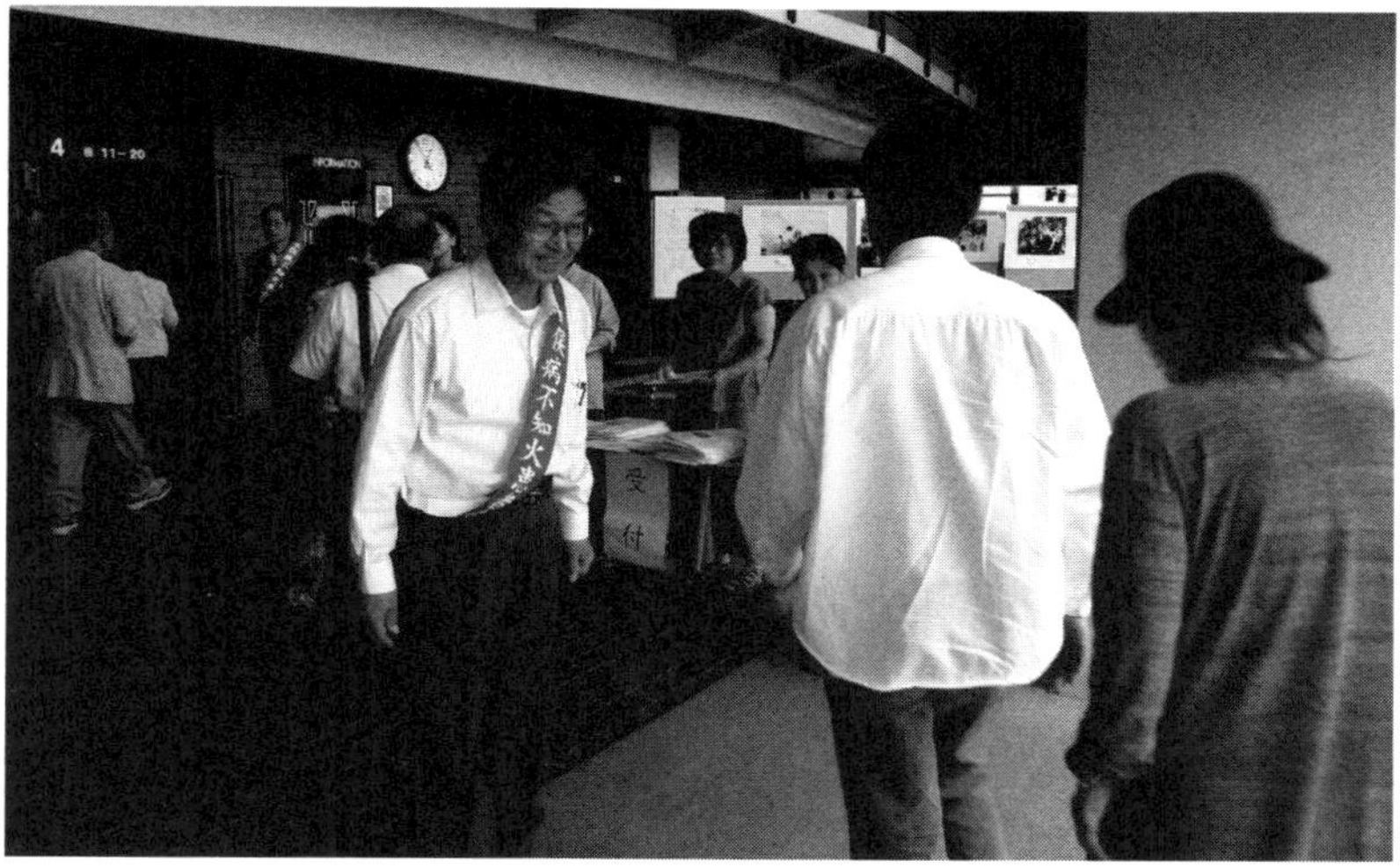

集会参加者を迎える大石会長

詰めかける患者たち

二〇〇六年六月一一日一二時に、大石利生（六六歳＝水俣病不知火患者会会長）は水俣市文化会館の前にいました。

集会は午後一時からと決められていましたが、すでにこの時刻には到着する患者がいました。大石はその一人ひとりの手を握りながら「よく来てくれました」と頭を下げました。

この日に水俣病不知火患者会が大集会を開くことは直前に決まりました。

熊本県では一〇年前に患者団体と政府・チッソが締結した「政府解決策」をもう一度適用しようという案が浮上していました。いくつかの患者団体はその案に飛びつき、すでに政治解決の一時金二六〇万円の受け取りが決まったかのような様相さえありました。

環境省は患者団体の様子を見ていました。特に裁判を継続中の不知火患者会の動きは注目の的でした。この会が受入を決めれば更に一時金を値切って第二次政治決着に持ち込める。そんな話がささやかれていました。大石はそれだけは避けたかったのです。前回の政治決着から後、水俣病関西訴訟の最高裁判決が出ていました。その判決では初めて国・県の行政責任が判決として確定していました。「(国・県の責任が認められていなかった) 一〇年前とは違うとばい」。大石はそう思いました。だから「第二次政治解決案」ではなく、独自の司法解決の制度を考えていました。そのためには一〇〇〇人は入る会場を満員にし、その圧倒的な意思表示で「解決案」を拒否しなければなりません。この日の冒頭のあいさつの中で、そのことを訴える予定でした。

次々にバスや自家用車あるいは徒歩で到着する患者たち。中には杖をつき、やっとの思いで会場に着いてはため息と共に腰を伸ばす老婆もいました。その姿に大石の目頭は熱くなりました。「この人たちの期待に応えなければならない」。大石の決心はまた固くなりました。

海と共に生きて

大石利生は昭和一五年五月、水俣市でチッソに勤める父を持つ「会社行きさん」のうちに生まれました。五人兄弟の二番目で一人息子でした。豊かではないものの父が持ち帰る会社の給料と子どもたちが海岸で採って来る小魚や貝を副食にすれば、食べていくには不自由はありませんでした。ビナやアサリは簡単に取れました。手ぶらで帰ったことはありませんでした。それを母親が食事に出しました。

そんな生活が一変するのは父が工場の事故で死亡してからでした。今であれば労災として遺族にも一定の補償がありますが当時はそのようなことは望むべくもありませんでした。一家の収入はとだえてしまいました。小学六年生の時でした。大石は長男として母とともに兄弟を養わなくてはなりません。末っ子はまだ生後八ケ月でした。それで市役所の衛生課でアルバイトをすることにしました。本来、中学生にアルバイトは認められませんがそんなことをいっていたら一家が食べていけなくなります。自分の学費や食費位は稼がなくてはなりませんでした。それでも最終的には生活保護に頼らなくてはならない時もありました。

　このような生活が大石を「人のことをまず考える人間」に育てたと思います。

中学を卒業すると父がかつてそうしたようにチッソに勤めました。技術部に配属されました。特別に技術がない大石は試験管などの器具洗い、パルプの試験用材料作成等細かい下働きをさせられました。となりの部屋では水俣湾のムラサキ貝等の水銀分析をしていたことは後で知りました。技術部の仕事は会社の先端を行くものであり下働きといえど誇りを持って働きました。昭和三七年の「安賃闘争」と言われる労働争議が起こるまでは……。

「安賃闘争」の結果、労働組合は分裂し、大石の属する第一組合の組合員は徹底した差別を受けることになりました。大石も技術部に残ることは許されませんでした。施設五課と呼ばれる部署に転属させられ、工場の外の草むしりや数キロ離れた密柑山の赤土堀に従事させられました。もともと余り丈夫でなかった大石はこの時から体調を崩すことになりました。そうすると今度はそれを理由に子会社のチッソ開発に配転となりました。チッソ開発ではチッソの工場で造られる肥料の袋詰め、梅戸の火力発電所の石炭選別、工場周囲の排水溝のヘドロ峻泄、製品の配送が仕事でした。四九年にチッソ開発を退職したのは、上司とのトラブルでした。当時プラスチック製品を造る部署にいました。上司は数を求めます。大石は製品の質を求めます。「客のことを考えると不完全な製品は造りたくない」と思いました。この時のトラブルがきっかけでチッソとの縁は切れました。

それからは青果市場、軽運送、土木作業員など転々としました。どこでも自分のことよりも客の立場を理解しようとすれば上司とはうまく行きませんでした。

まだチッソに勤めていた三六年頃、一度入院したことがありました。当時の市立病院でした。そこには奇病といわれた水俣病患者が入院していました。ほとんどが急性劇症の患者でした。生ける人形と言われた松永久美子の美しく澄んだ目がいまだに目に焼き着いています。大石はそのような症状の人たちを水俣病患者と思いました。大石の脳裏に深く焼きついた水俣病患者の印象でした。

一九九六年の政治解決

一〇年前、政治解決と呼ばれる水俣病患者への救済策が発表され、説明会もたびたび行われました。しかし大石は出席したことはありません。「自分はかつて市立病院で水俣病患者を見た」「自分はあのような患者ではない」「だから水俣病ではない」と思いました。一九九七年に水俣協立病院の高岡医師から「水俣病」との診断が下った時も「自分は違う」と食い下がりました。「水俣病」とはかつて「市立病院で見たような患者」というのが大石の常識でした。本気で違うと思いました。水俣病の勉強を始めたのは自分が水俣病でないことを確認したかったからでした。去年二月に水俣病不知火患者会を立ち上げ、会長に就任した時も、どこかに「自分は違うのではないか」という気持ちがまだ抜けきらなかったのです。

大石が「自分も水俣病ではないか」と思い始めたのは勉強する中で「水俣病にはいろんな症状や程度がある」「書かれている症状は自分とぴったりだ」と思ったことからでした。感覚障害についての記載がありました。自覚症状として痛さや触った感覚がない、熱さや冷たさがわからない、などの説明がありました。確かに自分もそうでした。細かい仕事が出来にくい、震えがあるなど否定しがたい症状もありました。思えば、小さい時から水俣湾の貝はよく食べました。生活を成り立たせるには仕方がなかったのです。魚も地元で採れるものが新鮮で値が安かったのです。買う場合はそれを買いました。大石が貝を採っていた同じところのムラサキ貝は彼の隣の試験室で水銀分析をして多量の水銀が抽出されていました。「確かにあの時採っていた貝は水銀で汚染されていた」。大石は思い当たることでした。

大石の気持ちに火をつけたのは環境省との交渉でした。会長に就任して四ケ月後、公害被害者総行動で環境省交渉に参加しました。「環境省は患者を救う気がない」と確信しました。

大石は「自分にはバック・ギアはない」と思っています。そのために損をしたことも多かったのです。上司とのトラブルはほとんどがそうでした。正しいと思い進み出したらくよくよしない。前だけを見て走る。患者会としてもそうしたいと思う。それが「自分らしい生き方だ」と思っています。

通じ合う気持ち

大集会が決まってから準備したのは一〇日間しかありませんでした。この集会は「全力を上げれば後は結果待ち」とはいかないと思いました。「第二次政治解決案」を跳ね返すには圧倒的多数の参加が必要でした。その力で本当は誰も責任の所在も患者を水俣病と認めない形での提案を拒否してこそ大石らが求める司法救済制度が話に上ります。分かれ目だと思いました。他会派の患者から、「おとなしく受け入れれば二六〇万が手に入るとに……」との話はたびたび持ち込まれました。会員のところにもおそらくそのような切り崩しの工作が大規模に行われているに違いない、大石はそう見ていました。

大集会への参加を訴える地域集会を急きょ開くことにしました。大石は海浦と御所浦の地域集会に出ました。「他人事ではない、他人任せにするな。自分だけのためでもない、すべての患者の救済がかかっている、だから頑張ろう」と必死に訴えました。地域集会を終えて帰る患者の顔つきが違っていました。握り返す手に力がありました。大石は「気持ちが通じた」と思いました。

集会は成功する、大石は反応を見ながら次第に確信を深めていきました。そうはいっても不安は残ります。もし天候が荒れたら、地域で不幸があったら……、参加が出来なくなるさまざまなできごとが頭をかすめました。心配は絶えなかったのです。

六・一一総決起集会

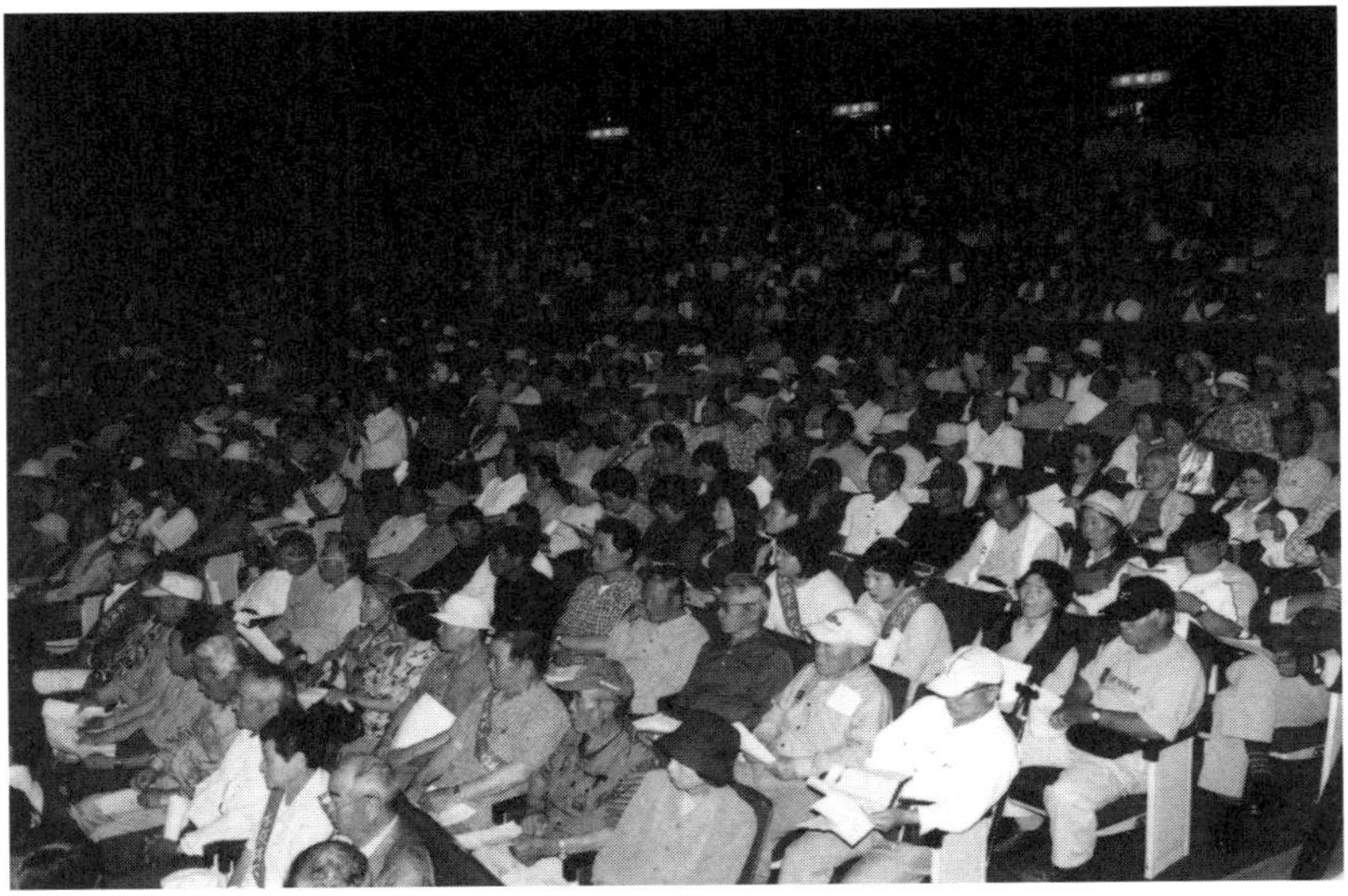

会場は満員になりました。一〇〇〇人の収容定員に一二〇〇人以上は入りました。通路も人が座り込み、後ろのスペースも立ち見でぎっしりでした。

大石は訴えました。

「皆さん、今追いつめているのは私たちの不知火患者会です。その運動と裁判なのです。そして追いつめられているのはチッソ・国・熊本県なのです。行政責任をあいまいにし、患者を水俣病と認めない、安上がりの幕引をしようとしていますが、それを許してはなりません。本日はその方針を確認し合い、先人の患者団体が勝ち得た闘いを基礎に、断固として真のすべての水俣病患者の救済を目指し、そのために一枚岩の団結で闘い抜く決意を固め合う日であります」

会場全体に大きな拍手がうねりました。やはりみんなの気持ちは「第二次政治解決案の適用」を拒否することにあります。大石はまた目頭が熱くなりました。

しかし自分たちだけの救済に終わらせてはならないのです。大石は続けました。「ノーモア・ミナマタ、二度と再び水俣病のような悲惨な公害を繰り返すな。そのことで正義と大義を持って闘い抜こう」と、この闘いは患者全員のものであり、国民に支持される正義の闘いだと訴えたのです。

会場は更に大きな拍手がわきあがりました。

腰を伸ばしてかなわぬ手を精一杯たたく姿が見られました。他の集会に比べると拍手のスピードは遅い。それは明らかに水俣病の症状です。しかしその力強さはスピード以上に訴える、共感の渦がありました。

続いて二人の患者が自らの被害を訴えました。

天草・御所浦の安川宏美は「平成七年の政治解決の時、私は苦労して育てた子どもたちの就職や結婚に障ってはいけないと思い申請しませんでした。しかし、頭痛、耳鳴り、つまづき、カラス曲がりなどいつも薬をもらわないと生活できません。すでに医療手帳をもらっている人たちが『お前たちは金欲しさに裁判している』等と言います。しか医療手帳も今の補償も前の人たちが頑張って頑張って勝ち取ったものです。私は体をもとに戻してくれれば補償はいりません。水俣病がなければもっと違った人生があったのです。ちゃんとした償いをさせたい」と訴えました。

出水市の榎本良江は「昨年検診を受けてはじめて水俣病とわかりました。それまで誰も教えてくれませんでした。夫も昨年検診を受けました。寝たきりです。こんな状態になって一三年になります。夫を殺して私も死のうと考えたことが何度あったかわかりません。子どもたちのことを考えて思いとどまっています。その子どもたちも昨年水俣病の申請をしました。『あんた達に魚をたくさん食べさせたからこんなになったんだと思う。すまんねえ』と言うと『仕方がなかった。

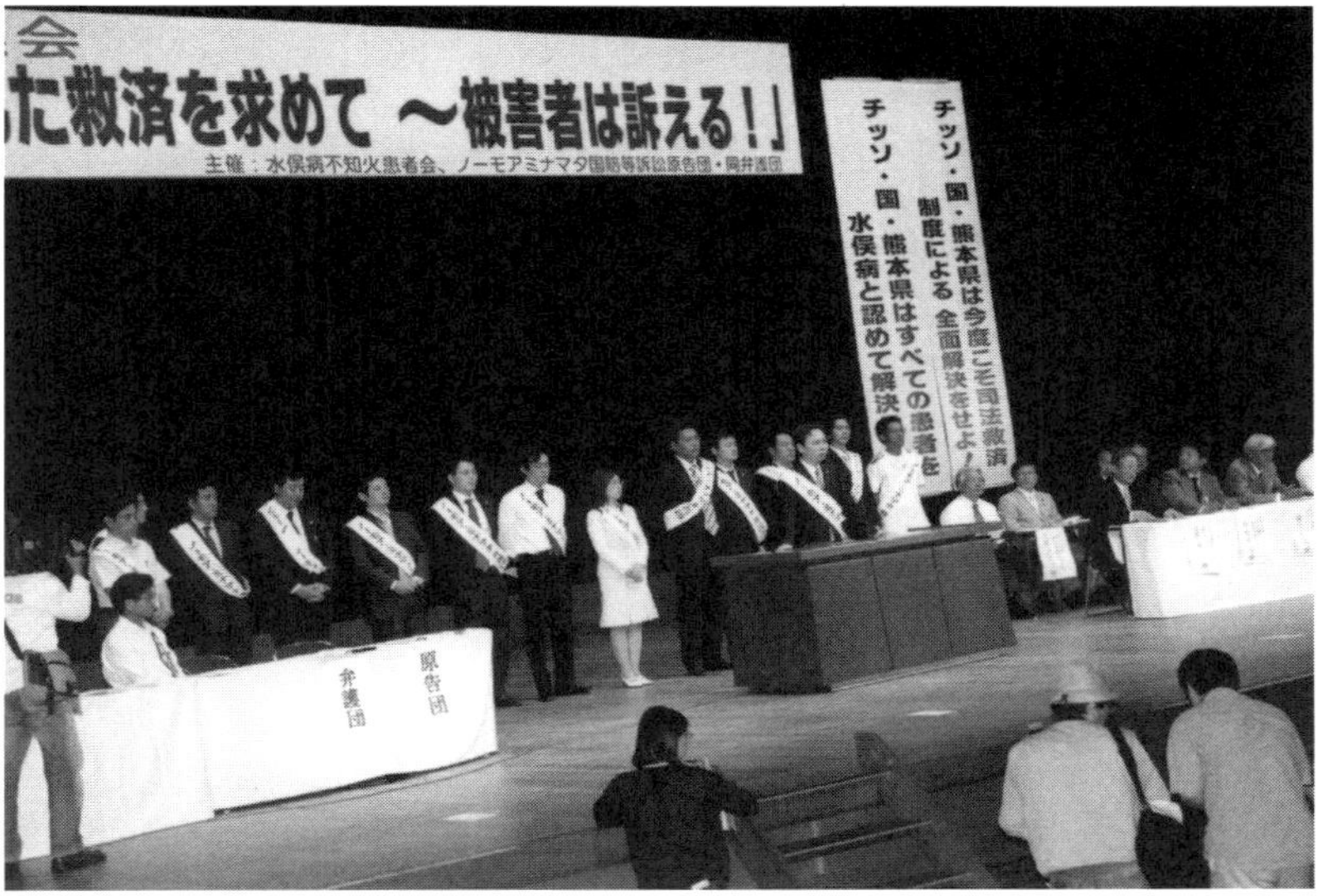

海があったから私たちは生きてこれた』と言います。そうです。海があったから、支えてくれる近所の人たちがいたから生きてこれたのです。何の罪もない私と家族の健康を奪い人生を狂わせた償いをキチンとして欲しい」と訴えました。

この二人の患者、大石を加えて三人の患者の共通点は「海がある生活」あるいは「海に依存した生活」という点でした。そして同様に水俣病の症状を発しています。しかし一〇年前の政治解決の受け止め方は三者三様でした。大石は「知っていたが、水俣病とは思わず、安川は「知っていたが、申請しなかった」し、榎本は触れていない。おそらく「知らなかった」のでしょう。このことは流行りの言葉でいえば、説明責任が果たされていなかったことを意味しています。「知っていた」者についても、就職や結婚等の周囲の圧力を気にしていました。これも国民全体にたいする「説明責任」が果たされていないことの証明でもあるのです。果たすべき者が責任を果たしていない。水俣病始まって以来の構造がここでも垣間見えてきます。

「回答は歴史の中にある……」

ノーモア・ミナマタ国賠訴訟弁護団長の園田昭人は満場の患者に語りかけました。「熊本県案を受け入れたがいいかどうか。その答は歴史の中にある」とし「第一次訴訟判決の後に、見舞金契約を受け入れるかどうか悩む人がいるだろうか。同じく補償処理委員会の斡旋案を受け入れるかどうか悩む人がいるだろうか」「最高裁判決は八五〇万から四五〇万円です。平成四年の福岡高裁和解案は最低四〇〇万でした。私たちが熊本県案を簡単に受け入れることは、これまで闘ってきた諸先輩を愚弄すること」「大義を失うことです」と続けました。そして最後にこう訴えました。

「大義の旗、ノーモア・ミナマタの旗を高く掲げて堂々と闘い、司法救済制度による正当な解決を求める。私たちは最終ランナー、長い水俣病問題を被害者勝利のうちに終わらせゴールしよう」

ここにはノーモア・ミナマタ訴訟による司法救済制度の確立で水俣病患者の救済問題を最終的に解決したものにしたいという願いがにじみ出ていました。

各地域を代表する世話人は「公平に救済してもらうには裁判所しかありません。デマに迷わされるな（御所浦地区世話人）」。「今の第二次政治解決は目の前のニンジン（出水地区世話人）」。「政治解決を匂わせることで患者の動揺を誘うもの（海浦地区世話人）」。「環境省の態度は変わらない。裁判所で水俣病と認めてもらう救済しか道はない（水俣地区世話人）」と口々に地区の患者の実情と闘う決意を表明しました。

集会では恒例の各政党のあいさつや諸団体からの激励が行われましたが、いずれも裁判続行の患者への支援の気持ちが込められていました。

原田正純教授のメッセージ

熊本大学医学部から熊本学園大学に転じた水俣病研究の第一人者・原田正純教授はこの集会にメッセージを寄せました。その中で「終わって」は「始まる」水俣病問題を指摘し、「今度こそは最後の機会と思います。……特に若い世代、四〇代から五〇歳代は小児ないし胎児性水俣病の世代です。この世代の実態や症状はまだ明らかになっていませんし、深刻です。……私たちは早急な救済のためにも、実態を明らかにするためにも共通の診断書を作成しました。これを使って今までバラバラのために比較したり統計したり出来なかったことが一歩前進したと信じています」と取組の重要な前進を紹介し「確固たる将来に向けた救済の路を開きましょう」と患者たちの政府解決策拒否の選択を激励しました。

今後も原田教授の水俣病に於ける役割は大きい。その彼がノーモア・ミナマタ国賠訴訟を闘う患者たちの側に立つことを宣言したのです。そしてその道の険しさも指摘しました。「誰も歩かなかった不毛のケモノ道も最初に誰かが歩けばいつか路になります」。彼はノーモア・ミナマタ原告団の闘いを水俣病患者救済の先駆者と位置づけ激励したのです。

新潟では

ちょうどこの集会が開かれていた時、水俣病県民会議医師団事務局長の高岡滋医師は新潟市で講演していました。新潟水俣病は政治解決までは熊本水俣病と患者レベルでは統一歩調を取っていました。しかし最高裁判決以降も新潟では熊本のように救済を求める認定申請者が続出することはありませんでした。新潟の汚染の規模は水俣と同様ではありません。海と川の違いもあります。それにしても残された患者はいないのでしょうか。

高岡は、自らの研究も紹介しながら最新の水俣病情報を提供していました。それは主に感覚障害の定量化の問題でした。さらに最近申し出ている患者は水俣の場合必ずしも軽い症状ではないという事実を指摘しました。いわゆる底辺の患者だけではなく「どうしてこんなに典型的な症状の患者が今まで見過ごされてきたのか」と思う患者が少なくないことを話し、行政を中心に積極的に受診の機会と環境をつくることが必要と訴えました。そのことによって被害の実態の解明に迫ることが出来ます。熊本にしろ新潟にしろ、行政の手になる徹底した継続的な住民検診・健康管理は行われていません。そのことの徹底なしにはいかなる対策も立てようがありません。高岡の持論です。彼は講演を終えると飛行機に飛び乗り集会・懇親会が開催中の水俣へ向いました。

水俣市文化会館の前で

「患者の顔つきが変っているでしょう」、大石は集会を終えて会場を後にする参加者を見送りながら語りかけました。集会に参加する前と後では顔つきが変わるといいます。「生身の人間だから色々な話が伝わると迷いも出るのです。自分もそうでした。キチンとした話を聞き、大勢の仲間の中にいることがわかると確信になるのですよ」。それで顔つきも変わる、握り返す手にも力が入ってくるといいます。気持ちが通じ合えたのだと大石は思います。それがまた大石の確信にもなっていくのです。

昨年末に軽い脳溢血を起こして入院して以来、体調のすぐれない時が多くなりました。「副会長や世話人もいますから……」自分は単なるまとめ役に過ぎないという。しかしどんなにからだが苦しくても会長をやめる気はまったくありません。会長を引き受ける時に、妻にも子どもたちにも自分の気持ちを話しました。心配していないはずはないが、文句は言わない。いつまで続くかはわからないがこの闘いの最後まで先頭に立つつもりだ。「自分のためである、全患者のためでもある」。そして思う。「自分にはバック・ギアはない」と。

水俣病問題と司法の役割――水俣病公式確認五〇年シンポジウム

水俣病訴訟弁護団事務局長・弁護士　板井　優

はじめに

もし、「汝、隣人を殺すなかれ。傷つけることなかれ」と言われたら、皆さんは「そうだ、そのとおりだ」と言うことでしょう。その意味では皆さんは道徳的に健全ですし、モラルハザードは全くありません。そして、そうした立場から考えると、次に述べるように、水俣病問題は起こらなかったし、起こったとしても直ちに解決されていたことでしょう。

チッソは、①一九五六年五月一日の水俣病の公式確認前でも工場排水を工場外に出さずに処理するか、そうでなくとも②水俣病の発生が確認されチッソ水俣工場との関係が疑われた一九五六年一一月以降工場排水の排出を中止し原因を究明すべきであったと思います。

行政は、①水俣病公式確認後は水俣病被害の調査を全面的・継続的に調査して、②被害の拡大を防ぐためにチッソの工場排水を、水俣湾内の漁獲・販売を規制した上で、③水俣病被害者を救済するための適切な措置を取るべきでした。

そして、昭和電工もこれに従い水俣病の悲劇は回避されるはずでした。

しかし、加害企業と行政は次に述べるように別の行動を取りました。

一　水俣病問題において企業と行政はなにをしてきたのか

見舞金契約に至るまでの攻撃

現象としての原因究明妨害、しかし、その本質は原因隠蔽工作でしかありません。

一九五四年七月、新日本窒素と言われた当時のチッソの技術部に所属する研究者である五十嵐赳夫は日本化学学会にてアセトアルデヒド合成反応速度の解析について報告しました。この中では、水銀イオンが有機水銀化合物の転換サイクルをとる触媒機構を解明しています。要するに、チッソはアセトアルデヒド製造工程中で有機水銀が生成することを当然知っていました。さらに、チッソの細川一付属病院院長がアセトアルデヒド排水をかけた餌によって水俣病発症したネコ四〇〇号の実験結果をチッソは隠蔽していました。

では、国・県はどうであったのでしょうか。水俣病第三次訴訟を始めとする全国各地の国賠訴訟の中で、わが国の通産省の傘下にある東京や大阪などの工業試験場ではアセトアルデヒド製造工程中で有機水銀が発生し、触媒としての水銀が劣化するので、これをどのようにして克服するかが研究対象となっていたことが明らかにされました。

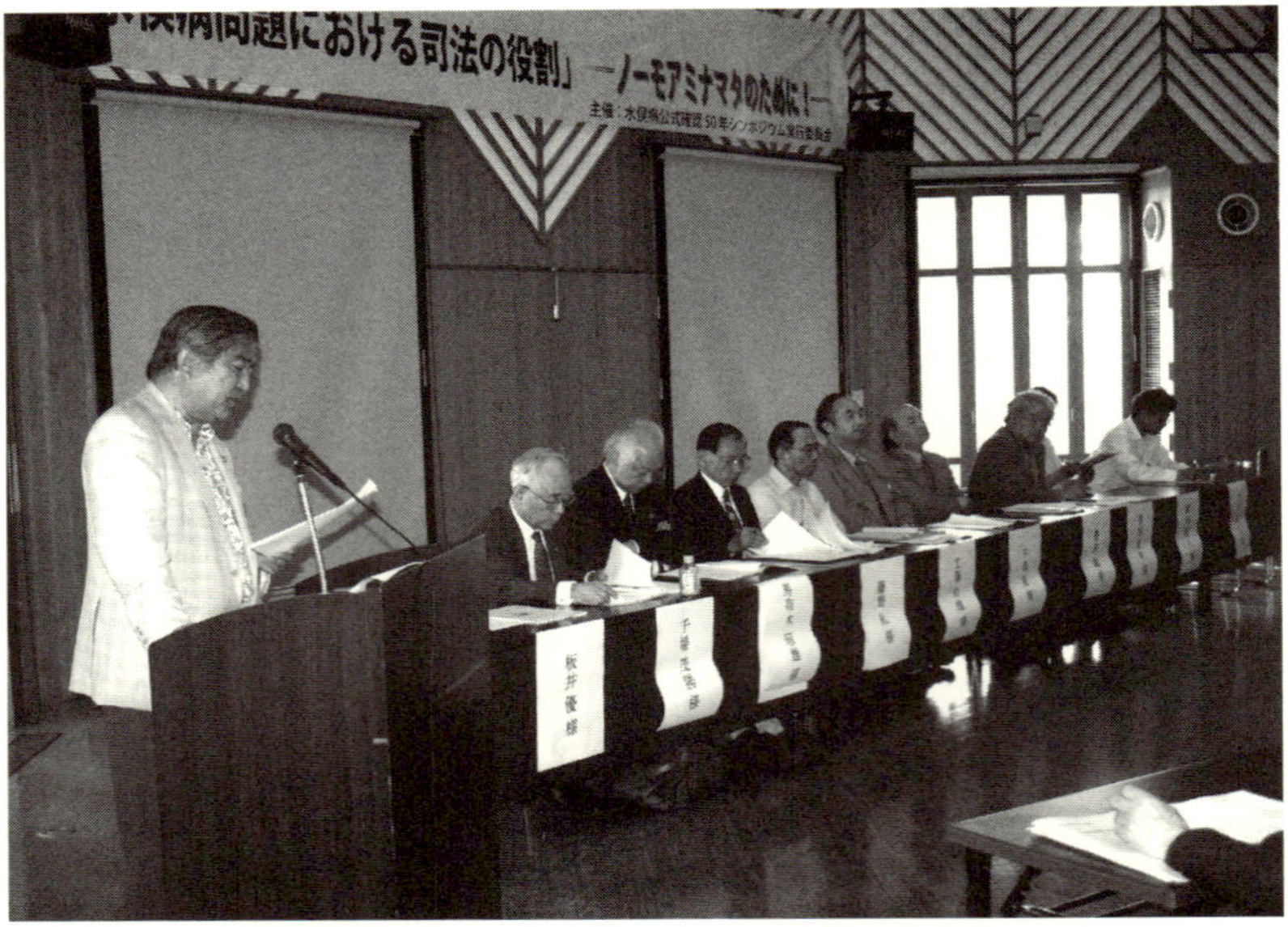
俣病問題における司法の役割」
ーノーモアミナマタのために！ー

要するに、加害企業や行政は当然水俣病の発生を知るべき立場にありました。しかし、現実に、加害企業や業界、行政が行ったのは水俣病の原因究明妨害、正確には原因隠蔽工作でした。原因究明妨害とは、水俣病の原因は分かっていないとしてその究明を妨害する理屈です。しかし、現実には水俣病の原因を知っていながら、次に述べるように、それを隠蔽したのです。すなわち、原因が分かっていなければ防止できないということでは一致しますが、当時原因が分かっていたかどうかが大事な点でした。

日本化学工業協会の常務理事である大島竹治は、熊本大の有機水銀説が一九五九年七月一二日発表された直後に、同年九月二九日付けで爆薬説を発表しました。さらに一九六〇年には、東京工業大学教授清浦雷作はアミン説を発表し、有機水銀説を攻撃しました。

そして、厚生省は有機水銀説を明かにした水俣食中毒部会を一九五九年一一月一三日解散させ、政府は一九六〇年一月に水俣病総合調査研究連絡協議会を開催したのち自然消滅させました。さらに、「田宮委員会」なる委員会も発足しますが、これも自然消滅させられています。

こうした原因隠蔽工作を背景に、水俣病の原因と責任をあいまいにした一九五九年一二月のチッソと県漁連との協定、水俣病患者との見舞金契約がありました。

宇井純氏が「公害の政治学」の中で述べている公害の起承転結でいうところの因果関係を不明にさせる「中和」が行われたのです。

なぜ、こうした原因隠蔽工作に国が加担したのでしょうか。私たちは、裁判の中で、国の第二期石油化計画に基づくスクラップ・アンド・ビルド政策をあげていました。要するに、この水俣病が問題になった時期に、国はチッソや昭和電工などが有機合成化学で作っていたアセトアルデヒド生産を、石油化学で作った原料（エチレン）に切り替えました。問題は、国が、アセトアルデヒド廃液に含まれる有機水銀によって水俣病が発生することが分かっていながら、旧製造工程を最大限に使ってアセトアルデヒドを製造して、旧施設をスクラップして、石油法による新施設を千葉県五井の丸善石油のコンビナートにビルドしたことです。そのためには、石油法による大量需要に応えるために、旧法による大量生産が必要でした。

そのために、チッソ水俣工場はアセトアルデヒドを、一九五〇年で四五〇〇トンから一〇年後の一九六〇年にはその一〇倍の四五二〇〇トンに増大させました。

こうして、水俣病問題は闇に葬さられるかに見えました。

厚生省の補償一任攻撃

しかし、新潟で一九六七年に水俣病訴訟が提起されました。水俣病は終わりませんでした。一九六八年九月、国（厚生省）は、水俣病はチッソと昭和電工のアセトアルデヒド排水中のメチル水銀で汚染された魚介類の摂食が原因とする公害認定を行い、やっと水俣病の因果関係を認めました。これは、新潟水俣病裁判を始めとする全国での公害反対闘争の成果でもありますが、同時にこの年の五月一八日、全国でチッソを最後にメチル水銀を含むアセトアルデヒド製造工程を停止し、石油法を使った製造方式に完全に転換したことを受けてのものでした。

その後、厚生省は、補償に関して国に一任を取付ようと攻撃を開始し、補償については企業の責任を否定する方向をとろうとしました。

これをめぐって、熊本ではあくまでも裁判所で因果関係と責任を明確にするために、一九六九年に水俣病裁判が提起されることとなりました。

環境庁の水俣病患者大量切捨政策攻撃

しかし、国（厚生省）の加害企業擁護の立場での責任をあいまいにする攻撃は失敗しました。すなわち、一九七三年三月にチッソ排水と水俣病の因果関係とチッソの責任を認めた水俣病第一次訴訟判決が出ました。これにより、加害企業は、巨大な環境復元・被害の補償を迫られました。その結果、補償協定が昭和電工やチッソと患者団体の間で結ばれました。

その後、熊本の認定申請者が一九七三年だけで一九二二人と膨大な数となります。これに対し、患者補償のために「チッソが倒産する」という宣伝がなされました。さらに、同時並行で起こった有明海と徳山湾の第三、第四水俣病問題は、当時水銀法を使って生産していた苛性ソーダ業界が操業停止という瀬戸際まで追い詰められました。

これを受けて、行政は、一九七七年の判断条件の変更、一九七八年のチッソ県債方式なども含めた水俣病患者大量切捨て政策を、国、県、国会も巻き込んで確立しました。

この判断条件の変更は、複数の神経症状組合せのある者を救済することに力点があったのではなく、感覚障害だけの水俣病を切捨てることに意味がありました。

そして、行政は、その防波堤として椿忠雄教授に感覚障害だけの水俣病を認めていた学問的見解を変えさせてまで判断条件を変更させました。行政は、研究者を使ったこの防波堤政策をもって「行政の根幹」と称して絶対に変えない原理としてきました。

また、熊本県のチッソに対する金融支援策は、金融支援が患者救済の側面は持つにしても、その力点は加害企業を擁護するものであり、まさに患者切捨てを主要な側面にしたものでした。

加害企業の分社化攻勢

しかし、その後の裁判と運動の中でこの大量切捨て政策は転換を余儀なくされました。

一九九五年一二月、村山内閣は、政府解決策を打ち出し、これまでの水俣病大量切捨て政策を転換しました。確かに、これは、責任や病像をあいまいにした解決でもありました。しかし、大量切捨て政策の根幹は感覚障害だけの者は水俣病として救済しないということにあり、この解決策は感覚障害だけの者を一万二〇〇〇人も救済させた点で、水俣病の患者運動の中で歴史的な成果でした。

その後、チッソは分社化論を言い始めました。要するに経営を継続するチッソと補償を受け持つチッソに分社化するというものです。

二〇〇四年一〇月一五日関西訴訟最高裁判決が出ました。これは、水俣病全国連が闘い取った大量切捨て政策の転換を判決で法的に追認したものです。その意味では、今後はこの最高裁判決にそった解決がなされるべきは当然です。

その後、認定申請に四〇〇〇人近い人が、裁判には一〇〇〇人を超える人が立ち上がっています。熊本県は二〇〇〇年一一月に熊本、鹿児島両県で四七万人の健康調査が必要だとし、二万七〇〇〇人の救済対象者がいることを示唆しています。

こうしたなかで、熊本、鹿児島では認定審査会を構成できず、さらに国の認定審査会も再開できないでいます。まさに、「行政の根幹」自体が完全に破綻しているのです。

ところで、チッソだけではなく、自民党環境部会もチッソ分社化論を言い始めた中で、熊本県は第二の政治解決を求める提案をしています。こうした中で、本日の集会で、不知火患者会は司法による救済を求める態度を表明しています。

チッソ分社化論は、企業を守る防波堤（大量切捨て政策）が喪失したので、企業が会社法の論理で水俣病の負担に関する責任を限定するために、すなわち「企業の危険」を分散するために出てきたものです。

その意味では、公害企業の責任についてのモラルハザードを国家的規模で許すのかどうか。さらに、加害企業が企業責任回避のために、最高裁判決で国・県の責任が認められたことを悪用してチッソが水俣病で負担した費用の四分の一を行政に求償することを許すかどうか。これらが、将来分社化を許すかどうかとして問題になってくる可能性があります。

二　水俣病問題において司法は何をしてきたのか

行政に追随していた司法

見舞金契約締結に至るまでの事態をみると残念ながら司法は行政に追随していたとしかいえません。

これを象徴的に示すのが、一九五九年一一月に不知火海沿岸漁民がチッソ工場に乱入したことに対する刑事弾圧を容認した事件です。この判決では、集会をし、デモをしたことも違法行為のように描かれています。

後に、この前年である一九五八年に生まれた胎児性患者に対するチッソ社長と工場長の傷害罪などを認めた水俣病刑事事件、さらに川本輝男氏に対する刑事事件の起訴が法の下の平等に反するとして公訴権濫用と判断された事件が出ました。これらの刑事判決からすると、検察官、裁判官はもちろん私たち弁護士も、社会的強者により人権を侵害された人たちの権利擁護の課題を真摯に考える必要があります。

厚生省の補償一任に関する攻撃

これは、行政が一九六八年九月の水俣病の公害認定で因果関係は認めましたが、加害企業の責任を認めたものではなく、昭和電工も因果関係を争うという事態の中で、行政に解決を一任しろという攻撃でありました。

その後、公害患者たちは因果関係と責任を明確にすることが公害問題を解決する基本であることを高く掲げた裁判闘争を行いました。そして、その闘いの成果として歴史的な勝訴判決がありました。

あとで、詳しい報告があると思います。

いずれにせよ、新潟、熊本の水俣病第一次訴訟判決は、水俣病の因果関係と加害企業の責任を確定しました。そして、この判決と公害等調整委員会での審理があいまって、補償協定へと結実して行きました。

ここでは、企業のモラル破壊を裁判所が厳しく断罪することが解決への糸口となりました。

環境庁の大量切捨政策攻撃

この課題では、司法が行政の政策を転換できるのかどうかが問われていました。すなわち、水俣病第一次訴訟判決と補償協定で、加害企業の責任で水俣病患者に補償をするという図式が出来ました。しかし、加害企業は行政に加担させて、水俣病の判断条件を改悪することによって、企業責任の枠を限定して逃げ出そうとしたのです。これが、水俣病患者大量切捨て政策が狙うものでした。

ここでは、司法が加害企業を擁護する行政の政策を転換させることが出来るのかどうかが、まさに問われていました。しかし、次に述べるように司法はその役割に積極的に応えたのです。

水俣病第二次訴訟控訴審判決は、一九七七年判断条件が全ての水俣病被害を救済するものになっていない点を明らかにし、感覚障害だけの水俣病の病像を示して、感覚障害だけの水俣病患者を救済しました。

さらに、水俣病第三次訴訟判決は、国・県の責任を断罪しました。

この二つの判決を受けて、私たちは、全国各地の裁判所、とりわけ福岡高裁を先頭にした司法救済システムによる和解解決の流れで国に水俣病患者大量切捨て政策の転換を迫る闘いを展開してきました。

これは、当時の環境庁があくまでも解決に応じないとする態度に固執していましたので、裁判所に和解案を出してもらい国民世論の包囲の中で勝利を目指して闘って行くものでした。

そして、環境庁があくまでも解決を拒むのであれば、国会の多数派を獲得することにより、議院内閣制を使って環境庁に譲歩を迫るものでした。その意味では不退転の決意をもった闘いでもありました。

この中で、福岡高裁の示した和解案の威力は絶大なものがありました。ニセ患者攻撃で有名な六車幸吉津奈木町長（当時）が一〇〇万人署名に応じたのは象徴的な出来事でした。こうした中で、政府解決策を受けて感覚障害に苦しむ一万二〇〇〇人の救済を実現し、これを前提に一九九六年五月には福岡高裁を初めとした裁判上の和解による解決を実現しました。

加害企業の分社化攻勢

二〇〇四年関西訴訟最高裁判決は、国・県の責任と感覚障害だけの水俣病の救済を命じる判決を下しました。この判決を受けて、認定申請者が大きく増えて、さらにノーモア・ミナマタ国賠訴訟も提起されました。

この判決が水俣病被害者を励ました歴史的役割は大きく評価されるべきことです。

しかし、この最高裁判決が出た直後、チッソが国に求償できるかどうかが話題になりました。すなわち、この最高裁判決は使い方によっては、チッソの責任を事実上縮小させる可能性をもっていました。

そして、この最高裁判決のこのような側面と、チッソの企業責任を会社法の危険分散の論理で補償を限定するためにチッソを分社化するという分社化論が合体すると、水俣病被害の切捨てとチッソの責任限定、さらに県債の食い逃げということも予想されます。

その意味では、水俣病被害の切捨てと、加害企業の責任限定して逃れようとする加害企業のモラルハザードと正面から対峙するかどうかが、このノーモア・ミナマタ国賠裁判をめぐる闘いの課題ではないでしょうか。

いずれにせよ、チッソが、最高裁で断罪された国・県の責任分四分の一に相当する県債を返済しないという形で踏み倒すことは絶対に許されることではありません。チッソの責任は、水俣病を直接引き起こしたものであり、それだけ重いものであって、国・県にその責任を押し付けられるものではありません。

三　水俣病問題における司法の役割

水俣病における加害企業が行ってきた対応は、当初は因果関係の隠蔽、責任の回避を中心としています。そして、その本質は、企業は公害を起こしてはならないことを前提にするものの、被害者側が公害発生のメカニズムの全てを明らかにしなければ企業は何をしてもかまわないとする経済優先、利益優先という強者の論理であり、この論理を当初は司法、後には行政に擁護・加担させたことが特徴です。

これでうまくいかないと、被害そのものを行政、立法を使って大量に切捨てさせて、補償額増大という企業経営の危機を回避しようとしました。これも失敗すると、世論を巻き込んで会社法の論理を使って加害企業の責任の危険分散を図ろうとしているのではないでしょうか。

この加害企業の対応は、企業は、公害の因果関係や責任を回避ないし限定することが出来るのであれば、公害を起こしてもかまわないしその責任をちゃんと取る必要がない、とするものです。まさにモラルハザードがその本質であると言わざるを得ません。

加害企業が、司法に期待したのは、当初は加害企業と公害との因果関係、責任を追及する過程にある被害者の闘いを弾圧することであり、その次にはメカニズム論を前提にした因果関係、責任のがれ論を判決で権威付けすること、さらに行政が決めた被害切捨ての枠組みを行政を公平な第三者として作られた公正な制度として権威付けすることでした。

これに対し、わが国の司法は、加害企業ではなく、公害被害者を刑事訴追することを法の下の平等に反するとして拒否しました。さらにわが国の司法は、公害問題の解決において必要な因果関係と責任、公害被害の全体像に迫る被害の確定を求める公害被害者を中心とする弁護団・支援の国民的闘いを支持する積極的な役割を現実に果たし、今後も果たすことを期待されているものです。

水俣病裁判と司法の役割——第一次訴訟を中心として

水俣病訴訟弁護団団長・弁護士　千場茂勝

一　水俣病裁判の提起と司法の役割

裁判を起こすことが大変だった

私は、水俣病裁判はいかにして起こったか、患者さんはいかにして立ち上がったか、ここを中心にして司法の役割について、話したいと思います。裁判に勝つことは大変ですけれども、実は水俣病では裁判を起こすことが大変だったんです。

患者互助会の面接拒否とその理由

第一次訴訟を起こしたのは、あと三日で満三七年になる遠い遠い昔のことです。私は、知り合いの市民会議事務局長の松本勉さんから頼まれて、その半年前の昭和四三年九月一四日に水俣に行きました。目的は、弁護士として患者家庭互助会と話し合って激励しよう、裁判したいと言う

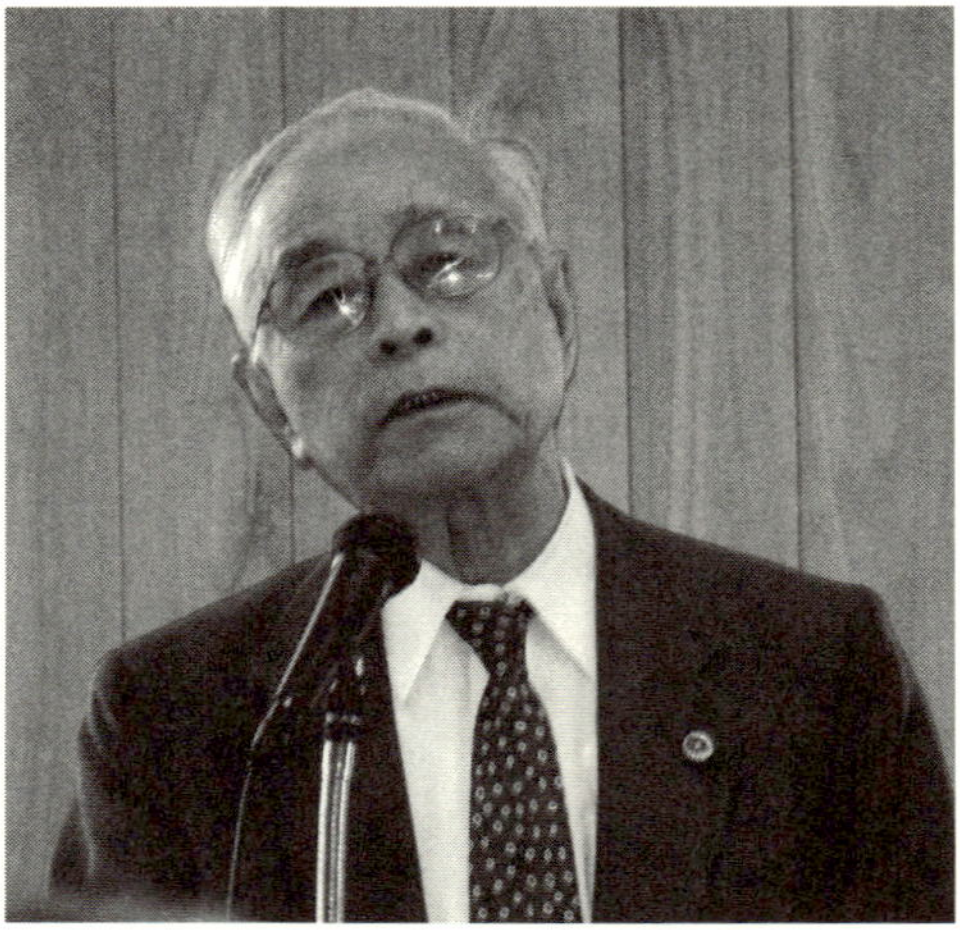

かも知れない、そのときは手助けしようと思って行ったのです。ところが、市民会議の人に、一軒の旅館に連れて行かれて、そこで何時間も待たされましたので、旅館の女中さんに水俣病問題のことを尋ねてみました。ところが、「あん人たちの騒動さすけん、お客が減って困っとります」との答えでした。それを聞いて水俣の人たちは水俣病患者に同情的だと思っていたのですが、実は迷惑に思っているのだと感じました。ショックでした。

　何時間も経ってから、市民会議の人が帰ってきましたが、断られたということでした。理由は一つです。「熊本の弁護士に会ったことがチッソに分かったら、裁判を起こすのじゃないかと疑われてチッソに睨まれます。そうなると困るので会いません」と言うのです。私は何だろうかと思いました。チッソが水俣病の加害企業だということは、大体その頃はわかっていたのに、チッソから睨まれますというのですから。何でチッソをそんなに恐れているのか、分かりませんでしたが、すごすご帰りました。その翌日が互助会の臨時総会だったことは後で地元の新聞で知りました。

　それからまもなく、もう一回行きましたが、また断られました。当時は弁護士倫理というのがあって、弁護士が自ら人々に裁判をすすめることは許されませんでしたので、その後は行きませんでした。

ところが、それから半年経って、また松本勉さんから「今度は先生、会うそうですよ」と電話がありました。

患者面談と確約者問題

実は、昭和四三年九月二六日に、厚生省による水俣病の原因はチッソが排出したメチル水銀化合物だという公式見解が出ており、翌々日には、チッソの江頭社長が患者の家を一軒一軒まわって謝罪しています。好機到来とみて互助会は金額を示して補償要求を行ったのですが、進展せずとうとう越年してしまったのです。

私が行ったのは、昭和四四年の三月六日でした。今でも覚えています。市民会議の人からある一軒の家に案内されると、そこには二〇人ほどの人がいました。患者家庭互助会の一部の人です。

私はひととおり自己紹介をして、今日来た目的を話した上、何か質問はないかと水を向けました。すると、一人の男の人が、「実は聞きたいことがあります」と言って一枚の紙を示し、「これに印鑑を押して良いでしょうか」と尋ねました。一枚のペラペラした紙でしたが、その表題には「確約書」と書いてあり、その下に「斡旋をお願いするに当たっては、斡旋委員の人選は一任します。出された結論には異議なく従います」と書いてありました。

実は、患者家庭互助会がチッソとの補償交渉が一向に進展しないので園田厚生大臣にチッソが問題にしている補償基準の提示を陳情した結果、厚生省が水俣病補償処理委員会の設置に乗り出し、水俣市役所を通じて確約者の提示を求めたということでした。

その説明を聞いて私はびっくりしました。なぜなら、どういう人が斡旋委員になるか分からず、どういう結論が出されるかも分からないこの確約書はまさしく白紙委任状であり、これに署名捺印してしまえば、どんなに不利な条件を提示されても、後から争えなくなってしまうからです。

そこで私は「こういうものに署名捺印しては絶対にいけません」と答えました。すると、私の前にいた人たちは、これに署名捺印しなければ補償交渉をしてもらえなくなる、今の見舞金契約ではあまりにも安すぎる、どうしたらよいか困った困ったとささやき合いました。

そんな人たちに対し、私は「こうなったら、もう裁判を起こすしかないと思います」と説得しました。しかし、その一言に多くの人たちは驚いたような表情を張りつかせてしまいました。

その後、心配して色々な質問がありましたし、私は説得を重ねましたが、やがて患者たちは訴訟の方に大きく傾いたと私は感じました。

そこを出て、市民会議や県総評の人たちが待っている水天荘に行き報告しましたが、皆、大変喜び、裁判が起こったら支援しようということになりました。私には裁判の準備と弁護団作りをやってくれとのことでした。

互助会の分裂と訴訟派の結成

四月五日に開かれた互助会総会で、確約書調印をめぐって互助会は一任派と訴訟派に分裂しました。厚生省が作った補償処理委員会に、一任しますという人たちが一任派、いやあくまで裁判するという人は訴訟派です。

闘いを起こそうとすればお金と人がいります。そしてそれを集めるのが大変です。私は弁護士ですから人を集め、弁護団編成です。県総評や市民会議などの支援団体は主として金集めです。その当時の患者さんたちは、自分の生活もできませんでしたからね、まして支援がなければ裁判なんてできるわけはないのです。

水俣病裁判の提起

昭和四四年六月一四日、遂に水俣病患者たちは訴訟を起こしました。そのとき、原告団長の渡辺栄蔵さんが裁判所の正門前で挨拶した言葉は今でも忘れることはできません。「皆さん、私たち水俣病患者は、たった今から国家権力と立ち向かうことになりました」。すごい言葉です。誰も、そんなことを言うとは思ってませんでした。しかし、それから一一年後の昭和五五年に、水俣病患者たちは、国を被告とする裁判を起こしたのですから、渡辺さんは、正に水俣病問題の本質をつかんでいたのです。

さあ、このようにしてとうとう水俣病裁判が始まりました。

二　水俣病患者にとってチッソとは何だったのか

チッソの城下町水俣

水俣の町にチッソが進出して来た明治四一年（一九〇八年）以来、水俣の町はチッソ水俣工場の発展に伴い成長してきたと言っても過言ではありません。

私は戦時中に学徒動員で一年以上チッソ水俣工場で働いていましたからよく知っていますが、水俣は大変な城下町で、チッソの支配下にありました。水俣病の発生拡大が大問題となっていた昭和三〇年代前半、水俣市の人口は五万人近く、工場の従業員は四〇〇〇人にのぼり、関連会社を含めると五〇〇〇人を超えていたと聞いています。

城下町水俣においては、チッソは領主であり、市民は領民だったのです。工場の中でも社員と工員の差別があり、市民も階層があったのですが、中でも、その当時の水俣病家族の大部分を占める一本釣りの漁民は零細漁民として底辺の中の底辺の存在で、元々差別の下にあったのです。

この点で、四大公害訴訟の内、他の三つとはまるで違います。

水俣病の発生拡大と患者たちの闘い

患者家庭互助会は昭和三二年八月に組織されたのですが、後で「あなた方は団結したんですね。そして、患者家庭互助会をつくったんですね」と聞きましたら、「いや、違うんですよ。これはチッソ相手の組織じゃありません。あんまり辛いので、お互い慰め合うためにつくりました」と、公式確認の第一号、第二号患者田中静子、実子の父親田中義光さんが言いました。チッソが怪しいとは思っていたそうで、夜、長い竹ざおにバケツをくくりつけて、水俣工場の排水口から水を汲んできたこともあったと言いました。どうも犯人はチッソじゃないかと思っていたが、チッソと闘うなどは、とてもとても考えられなかったのですね。市や県などの行政に陳情して自分たちの置かれている状況を何とかしてもらおうと思っていたそうです。

ところが、チッソが排水口を北の水俣川に変えたため、佐敷、湯ノ浦の方に患者が発生し、魚が捕れなくなり、漁業補償を求めて、漁民騒動といわれる闘争がおこり、昭和三四年一一月、不知火海の漁民が、約四〇〇〇人も集まって工場に押し掛けた事件がありましたね。あれを見て、また丁度そのすぐ後に厚生省食品衛生調査会が、「水俣病はある種の有機水銀中毒」という大臣答申を出したことを知って、それなら患者も補償要求をしようと大闘争の漁民の後からついて行ったんです。そのときは、県に斡旋を頼みました。

しかし、チッソに誠意がないので、金額を示して補償要求すると共に、一一月二五日から工場の前に座り込みを始めました。ずいぶん苦しかったそうです。そして、数日後、互助会は県知事に、調停を求めて陳情しました。

ところが、やがて県漁連はチッソと県知事の調停案を受諾し、漁民闘争は終わってしまい、自分たちだけ残ってしまった互助会は、年の瀬も迫った一二月三〇日、涙ながらに一ヶ月にわたる坐り込みを解いて、県知事の調停案を飲み、低い金額で闘いをやめたのでした。それが悪名高い見舞金契約です。

水俣病患者にとって司法とは何だったか

さあそこで、水俣病患者にとって一体司法とは何だったろうかと。これは、行政と比べてみると分かりますね。水俣病患者たちが、チッソに補償を要求するときには、いつも行政を頼りにしていました。行政への陳情です。昭和三四年の工場前の座り込みのときは、熊本県の調停でしたし、昭和四四年に私が患者たちと面談して、確約書を非難したときは厚生省の斡旋でした。

なぜ司法ではなくて行政なのかと言うと、チッソと水俣病患者は対等な立場には全く立ってはいなかったからです。水俣市民とチッソとは領主と領民で、上下の関係ですから、底辺にいる零細漁民ならますますそうです。行政ならば、陳情ですから「お願いします、お願いします」と頭を下げて、県なんかに入ってもらって、チッソに「どうにかならんか、少しお金を出さんかね」と言って貰おうというわけです。そういうのをやってきたのです。みんな行政に対する陳情でした。

司法に頼ったら、チッソと対等な立場に立って闘わなければなりません。そんなことは領民の底辺にいる水俣病患者にできることではなかったのです。チッソを相手に裁判すれば、チッソからの圧迫はもとより、水俣市民から村八分（村の掟を破った村民を、他の村民が申し合わせてのけものにすること）にされるでしょう。そうなったら、水俣市では生きてゆけなくなることを覚悟せねばなりません。互助会にとっても、個人の水俣病患者にとっても、司法に頼ることなど考えられなかったのです。私が二度も面談を断られたのもそれが理由です。

そういうことで、水俣病の公式確認があってから一三年間、裁判はできなかったんです。大変な苦しい目に遭いながらですね。

何故このとき司法に頼ったのか

それでは、何で最後に、訴訟を起こすことを決意し、司法に頼ったのか。
あの城下町で、領主のような支配者チッソに対して、少数の貧しい零細漁民を主とする水俣病患者、それも急性劇症患者を抱えて、自立できない患者、家族達が、反逆を起こしたのか。見舞金契約で闘いは挫折していたのではなかったのか。

実は、何よりも周りの状況、環境の変化によります。

昭和四二年六月には、新潟で新潟水俣病裁判が始まっており、翌四三年一月には、新潟の原告ら、支援者らが水俣に激励にやって来て、互助会の患者家族と交流をしていましたし、それと前後して、四日市公害もイタイイタイ病も裁判が始まっており、全国的に公害反対の世論が広がっていました。それでも互助会は、裁判は避けていて、私の面談申し入れを二回も拒否しました。

ところが、昭和四三年九月二六日には、前述のような政府が水俣病の公害認定を発表し、チッソの社長の謝罪訪問もあり、水俣病患者達にとっては大変有利な環境が出来ていたのです。

しかし、それでも、互助会の多数は厚生省の補償処理委員会に一任しました。相変わらず行政頼みです。ところが、一部の患者が白紙委任状だから調印は辞めなさいと言う私の勧めを受けて、結局司法に頼ったのでした。

しかも、厚生省の確約書は患者を分裂させてしまいました。行政の役割とは、一体何だったのでしょうか。

とにかく、訴訟派の患者達たちは清水の舞台から飛び降りるような悲壮な決意で司法の懐に飛び込んだのです。そしてそれによって水俣病裁判の始まりとなり、彼らは歴史を切り開いたのだと言えるでしょう。

三　第一次訴訟と司法の役割

チッソの切り崩し

訴訟提起の前から訴訟派の患者に対しては、チッソの切り崩しが始まりました。提訴準備が忙しいのに、早く提訴しないと切り崩されてしまうとの市民会議からの申し入れを受けて、余りにも急いで提訴したので準備不足のため、提訴後、弁護団は苦労しました。切り崩しは提訴後も執拗に続けられました。

チッソの地域支配にほころび

立証段階が近づいたので、争点はチッソの過失だから、周辺住民と水俣工場内の労働者を出そうとしましたが、皆、断られてしまいました。チッソの職員は勿論、周辺住民もチッソを恐れていたのでした。

しかし、県民会議医師団や熊本大学第二次研究班による住民検診が実施された結果、数百人の水俣病患者が見つかったのです。それも零細漁民ではなく、大きな漁船に乗る普通の漁民や網元など、それに商店街で働く人々、チッソの従業員等、底辺層ではなく市民層が主になり、しかも大勢見つかったことから、もう一度「証人さがし」をやったら、周辺住民が、また労働組合の協力が得られてチッソの従業員が証人に出てくれましたので、訴訟が有利になり、勝利の展望が大きくなってきました。住民検診と訴訟の進行によって、城下町にほころびができたのです。

チッソが公害企業であることが明らかに

裁判によって、チッソが利益優先、人権無視の基本姿勢に立っていることが明らかになりました。それと、これまでの行政のチッソ擁護も表に出てきて、公害の原因を明らかにすることが出来ました。

水俣病患者の団結と支援の広がり

この裁判によって、バラバラとも言えた水俣病患者たちの団結も固まり、また支援運動が広がっていきました。

企業が公害を出せば責任あり

昭和四八年三月、判決が出ましたが、全面勝訴でした。水俣病第一次訴訟判決はチッソの過失を明らかにし、それによって日本では「企業が公害を出せば責任あり」との原則が確立されました。そして、これにより、日本の企業は公害を出さないように努力するようになりました。そのことは原告らの大きな功績であるとともにまさに司法の力です。

四　第二次訴訟以降

それから、第二次訴訟、第三次訴訟・国賠訴訟と続き、第三次は第一陣から一〇陣を越える訴訟が続き、さらに県外患者や鹿児島の患者の東京訴訟、京都訴訟、福岡訴訟の各国賠訴訟へと広がり、原告数は二〇〇〇人を越え、その後村山首相の謝罪談話から、水俣病政府解決策が出て、各患者組織の受け入れとなり、一万二〇〇〇名の水俣病患者に一定の救済を与え、一九九六年に終わりました。一九六九年の訴訟派の結成から実に二七年を越えています。

司法は、判決において、第二次訴訟では、一九七九年の熊本地裁判決も、一九八五年の福岡高裁判決も「判断条件」を批判、非難して原告側の病像論を受け入れており、特に福岡高裁判決は確定しています。即ち、現在問題になっている政府の認定基準は、そのときからすでに司法によって否定されたのです。その事実は、現在大問題の認定基準を変える闘いに大きな力を与えるものです。

また、司法は第三次訴訟以降の国賠訴訟において、一九八七年、一九九三年の二つの熊本地裁判決および一九九三年の京都訴訟判決で水俣病発生拡大には、国、県に責任ありと明確に示しています。このことは後の関西訴訟最高裁判決の土台となるものだと思っています。

五　水俣病裁判と司法の役割

今から、三七年前の二九世帯の水俣病患者たちが司法のふところに飛び込んだ悲壮な決断と実行、およびそれを迎え容れた司法の公正な審理と判決が、それに続く数千人の患者たちを勇気づけ、目標を示し、二一世紀の現在に至るまで、司法の下で続けられている世界史的な水俣病裁判への道を切り開くに至ったのでした。

水俣病診断基準の変遷と到達点

水俣病熊本県民会議医師団団長　藤野　糺

皆さんが指摘されていますように、今水俣病が抱える問題は、①国・県が責任を認めようとしないこと、②救済対象者を水俣病患者と認めていないことです。

私自身長年水俣に住みさまざまな水俣病患者を生活実態の中で、あるいは入院を含めた精密検診という形で診て来ました。その人数はおそらく一万人に近いと思います。私は、自らのこのような体験を踏まえながら水俣病病像について発言します。

水俣病発見から典型症状の確認

水俣病を発見した細川博士は水俣病の症状を表1のようにまとめています。いろんな症状が出ているのがわかります。この発見を経て熊本大学に水俣病研究班がつくられます。この研究班では勝木司馬之助先生、宮川九平太先生らが病像の研究をしていますが、内科の徳臣晴比古先生がハンターラッセル症候群に辿り着きます。この症候群は、感覚障害、運動失調、求心性視野狭窄、構音障害、難聴、この五徴候を水俣病の特徴的な症状としました。

一九六〇年に、徳臣先生が三四例（表２）について述べておられます。それによりますと視野狭窄、感覚障害が一〇〇％に認められ、運動失調が九三〜八〇％、構音障害八八％、聴力障害（難聴）も八五％と非常に高率に認められています。この理由としては、水俣病の原因を探る目的のために典型的な症例を集めたのですから、五徴候が高い率で現れたのは当然でもあります。

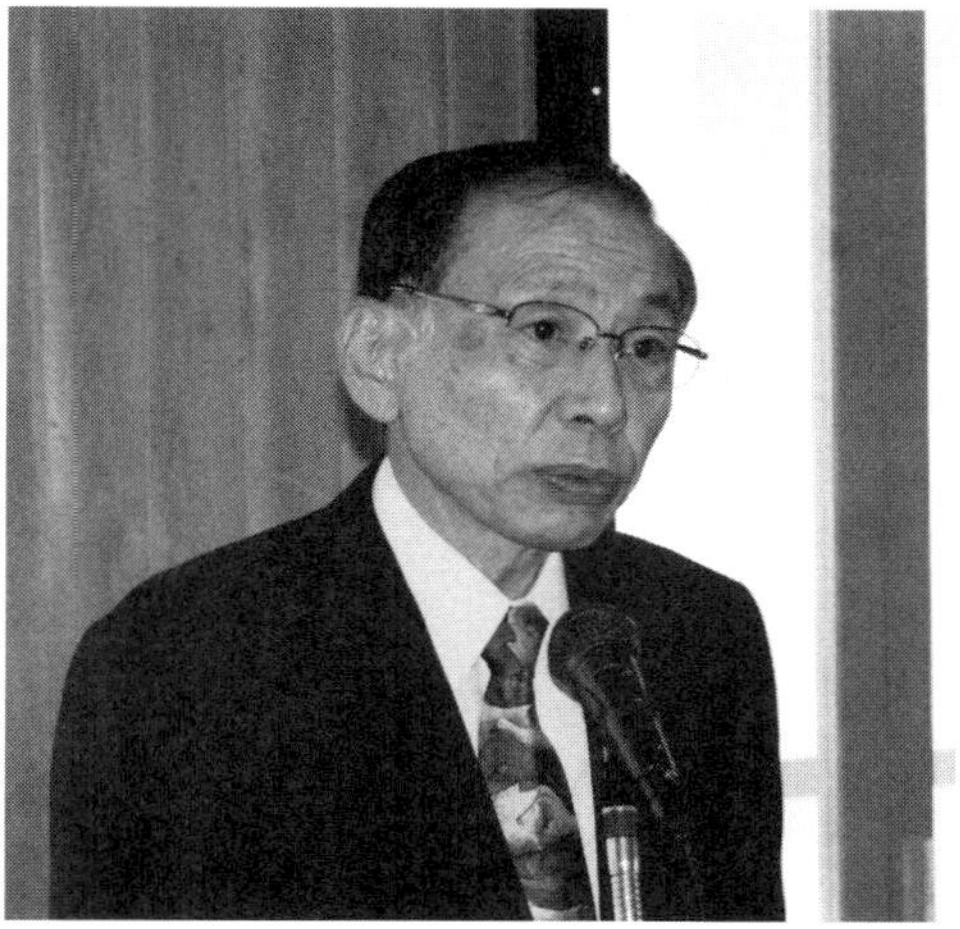

新潟水俣病の病像

後に新潟にも水俣病が発生します。新潟では椿忠雄先生が調べられ二六例をまとめられました。それが表３です。注目すべきは視野狭窄が三三％となっています。感覚障害の九二％に比べ視野狭窄の現れる比率は必ずしも高くない。これは症状の違いではなく水俣病の病像を広くとらえる考え方だと思います。椿先生は一時期ですが感覚障害だけで水俣病と認められている場合もあります。

県民会議医師団の基本姿勢

これに対し私たち県民会議医師団は一九七一年の発足当時から患者を汚染の存在の中でとらえてきました。そのこと

表１　チッソ付属病院　細川一博士　30例のまとめ（1956年８月）

運動麻痺		100.0%
言語障害		90.0%
知覚障害		62.5%
運動失調		54.2%
下肢の腱反射異常	亢進	55.3%
	減退	3.7%
上肢の腱反射異常	亢進	22.2%
視野狭小（狭窄）		35.7%
振戦（ふるえ）		40.0%
聴力障害		16.7%

表２　熊本大学教授　徳臣晴比古　34例のまとめ（1960年）

視野狭窄	100.0%
“感覚障害（表在、深部とも）”	100.0%
運動失調（ロンベルグ徴候を除く）	93.5%～80.6%
言語障害	88.2%
聴力障害	85.3%

表３　新潟大学教授　椿忠雄　26例のまとめ

感覚障害	
表在	92%
深部	38%
聴力障害	69%
指鼻・膝踵試験拙劣	41%
言語障害	35%
求心性視野狭窄	33%
歩行障害	31%

を前提にすれば「感覚障害の症状があれば水俣病」と診断出来る、「疑わしい症状はまず水俣病を疑う」ということです。この県民会議医師団の病像論は裁判や不服審査請求など行政・専門家との論争の中でより緻密なものになっていきました。

熊本大学第二次研究班の報告

熊本大学の水俣病第二次研究班は一九七三年に「一〇年後の水俣病」と題する報告書を出します。この報告の中で三点の重要な指摘をします。

その一は、まだ大変多くの水俣病患者が存在するということです。例えば濃厚汚染地区とされていた水俣市内の湯堂、出月、月浦地域では調査当時認定されていた患者は五八人（うち生存者三七人）に過ぎなかったのが、新たに二三八人の患者が見つかりました。

その二は、慢性微量汚染による発病の指摘です。それはチッソが排水を完全循環式にした一九六六年以降、あるいは水銀を使用する工程が廃止（一九六八年）されて以降も発病が見られます。これは慢性微量汚染による発病ではないか。

その三は、コントロールに指定した有明海にも水俣病が発生しているとしたことです。つまり水俣、新潟につづいて第三水俣病ではないかとしました。その場合汚染源として宇土市の日本合成熊本工場（アセトアルデヒド）と大牟田市の三井東圧化学の苛性ソーダ工場が疑われました。また安全性の判明までの摂食禁止を提言しました。これがいわゆる水銀パニックといわれる現象を引き起こしたのです。

政府の水俣病封じ込め

第三水俣病ではないかとされ汚染源と疑われた苛性ソーダ工場は全国で四九か所が稼働中の工場でした。これをストップさせると混乱を引き起こす、として政府は「第三水俣病は間違いだった」「なかった」としていきます。同じく第一、第二の水俣病では大量切り捨てが行われます。そのひとつの到達点が一九七七年の「判断条件」の発表です。二つ以上の神経症状の組み合わせが水俣病の条件とする等水俣病の診断基準を狭くするものでした。

県民会議医師団・患者の反撃

これに対し医師団は実態に基づいた反撃を開始しました。例えば桂島住民の集団検診です。鹿児島県出水市沖の小島・桂島では、水俣病第一号患者が発見された時期にイヌ、ネコ、ブタの狂死が見られています。もともと不知火海の島々が汚染されていることは、一九六〇年の沿岸住民毛髪水銀調査で御所浦住民から一二六ｐｐｍもの水銀が検出されるなどすでにわかっていたことです。

桂島は一九七一年から鹿児島県が井形昭弘先生らの検診で「患者はいない」とされていた島です。この島で私たちは一九七四年に六五人を検診しました。その結果、六一人を水俣病、四人を水俣病疑いと診断しました。全員水銀に侵されているということです。

これらの人たちを水俣病として申請しましたが、後に行政の審査会と同じレベルの精密検査を六年間にわたって実施しました。同時に奄美でコントロール検診も行いました。

これらの検診を通して重要なことが確認されました。それは四肢末端に強い感覚障害は水俣病の特徴だということ、またそれは水俣病の初発の症状だということです。

また一定の条件では、汚染を受けたすべての人に水俣病の症状が見られるということです。このことは類似症状の鑑別不要論へとつながります。すべての人に水俣病の症状があるのであれば類似症状を呈する合併症があろうとなかろうと水俣病自体は存在する、ということです。

このような考え方は第二次訴訟の福岡高裁で確定します。つまり汚染の実態があれば感覚障害のみの一症状で水俣病と診断できるという診断基準への到達です。第三次訴訟などもおおむね病像論では私たちの理論が認められています。もちろんこれらの判決が示した病像をもっと研究し深めていくことは必要です。しかし患者を救済するという目的は十分達せられると思います。

そのほかに慢性微量汚染の問題や妊娠異常の調査などもやっていますが今回は省略します。

カナダで学んだこと

一九七〇年、ちょうど日本で病像が大きな問題になっていた時期、原田正純先生や赤木健利先生らとカナダに参りました。カナダでも苛性ソーダ工場による水銀汚染があるとわかったからです。そこで私たちはいつも診ている水俣病患者とまったく同一症状を呈する患者がいることを知りました。

それから二七年後に同じくカナダに行きました。そしたら「障害理事会」という組織が出来ていまして、ハンターラッセル症候群の症状等を点数化して障害年金を出すというのです。しかし水俣病としている訳ではない。水俣病とは認めないが若干の金を出す。まるで日本の診断基準をそのまま当てはめたような感じでした。

これを聞いて私たちが日本で水俣病の基準をキチンとしてこなかったことがこのような形になっているのではないかと反省したものです。水銀汚染は南米のアマゾンを初め世界中で問題になっています。それだけに水俣病でキチンと病像を確立しておくことの重要性を認識させられました。

おわりに

病像に関する確定判決としては、一昨年の最高裁とその前の福岡高裁の二つがあります。この二つの判決の違いは本質的なものではありません。それどころかどちらの判決でも国の認定基準の誤りを明白に示しています。このことは多くの医学者の中でもほとんど異論はないものと思います。ただ文言としては福岡高裁の判決が私たちの意見により近いかなと思っています。

いずれにしても司法が認めた患者に即した病像をもとに、行政がかたくなな態度をこの面でも改めるよう私たちも今後とも頑張っていきます。

水俣病から国が学ぶべき教訓

久留米大学法科大学院教授・水俣病訴訟弁護団副団長　馬奈木昭雄

今日、一時からの集会の方でも報告があっておりましたけれども、小泉総理あるいは小池環境大臣が、この水俣病の教訓というものを、国内外の公害根絶に向けた普遍の教訓と位置付け、反省と再発防止の決意を世界へ発信するのだというふうにおっしゃっておられるそうです。私はやっぱり言葉というのは、責任をもった発言をしていただきたいものだと思っています。そうおっしゃるのであれば、学んだ教訓を実行してもらいたい、何も世界に発信する前に、まずこの日本で、しかも今起きている問題に適用していただきたい。真っ先に水俣病問題に適用していただきたいと思います。

実は、私どもが考える教訓について、国はまったく学んでいないと私は思っています。逆にまったく誤った教訓を学んでおられると思っています。当然のことながら、反省もまったくしておられない。何で国は反省と再発防止の決意などということが言えるのか、どうして今、四〇〇〇人を超える水俣病の被害者が救済を求めて国に立ち向かわないといけないのでしょうか。何で一〇

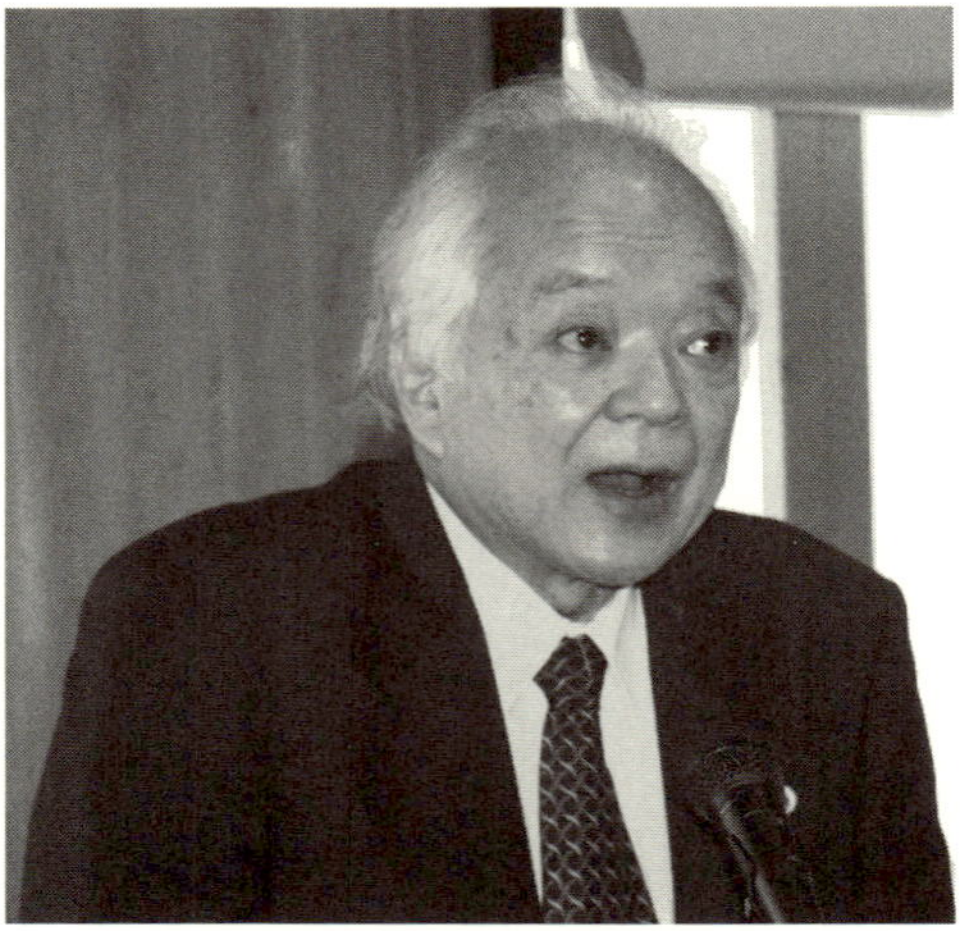

〇〇人を超える原告が、今さら、裁判をしなければいけないのでしょうか。国が教訓を正しく学び、反省しており、しかもその反省したことを正しく実行しているのならば、こんなことは起きるはずがないからであります。教訓を正反対に国が考えている、だからこういう問題が起きると私は確認しています。

五〇年というこの年月の長さ、これは国の対応の誤りを物語っております。これはあまり指摘されない、あるいは、強く言われていないのかも知れませんが、私の文章では強調すべき教訓として二点指摘しております。まず第一点ですが、国がいう解決とは何かと、つまり国が今誤って学んでいる、かつ現に実行している教訓とは何でしょうか。それは問題の解決、紛争の解決は、被害者を黙らせることだということであります。被害者が黙ってしまえば問題は解決したと国は考えています。実は水俣病の歴史がそうであったということは、もう再々にわたって、今、多くの方から言われているとおりであります。

これが水俣病の特別の問題だったのかといいますと、違うということを私は実感しています。私は同じ九州の二つの海、水俣病の不知火海と、それから有明海でありますけれども、今、有明海をめぐって、有明海沿岸四県の漁民を先頭に、住民の皆さん方と一緒に、それこそ国、国家権力と正面から対峙しております。有明海においても国は水俣病とまったく同じことをやっています。私は、ある意味では呆然といたしました。国は少しは水俣病の教訓は正しく学んだだろうと、私は幻想を抱いておりました。

しかし、諫早湾干拓（諫干）、今の有明海異変の問題に取り組んでみまして、国はまったく誤った教訓を学んでいるということに嫌でも気付かされます。間違いなく。水俣病問題と同じテクニックを、恥ずかしげもなく、国は実行してまいります。

まず、因果関係は徹底して隠蔽する。国は自分たちが、農水大臣が頼んだ、原因究明をお願いしますと言って、日本海洋学会の専門家たちに原因究明をお願いした。農水大臣が自分がお願いした専門家たち（これはノリ第三者委員会と私どもは呼んでいますけれど）が出したいわゆるノリ第三者委員会の報告書が、諫干が原因だと考えられますと結論し、それをもっと、より科学的に究明するためには、開門をして調査をしないといけません、是非やらせてください、中長期開門調査をやりますよと言った途端、直ちに活動停止、開門調査は絶対にしないと農水大臣が言いました。

水俣病の歴史を学んだ方ならば、厚生省水俣食中毒部会がチッソの有機水銀が原因だと言った瞬間、厚生大臣は解散命令を出したという事実を知っています。それ以上の原因究明をやらせなかった。単にやらせなかっただけではなく、徹底して原因を隠しこみ、それと違うという報告は積極的に宣伝しました。もっと言うと、チッソ排水が原因とは違うという研究をする人には金を出す。私はデジャブという言葉を初めて実感いたしました。

水俣病でやってきたことを、そのとおり今も有明海をめぐる問題で行う。そして、諫干には手を付けない、被害は起きない、起きていないということを宣伝します。これが裁判所で言ってる国の言い分です。被害は起きてない、有明海異変などはない、だけど一方では有明海を再生させる、再生事業はしますというのですから、もう国は何を言ってるか理解に苦しみます。国は一体何を再生させるといっているのか。諫干が原因だという研究者には金はできる限り出さない。諫干に手を触れない、諫干を抜きにした括弧付き「再生事業」、つまり目先をくらます再生事業には金は出す。その研究者や括弧付き「再生事業」に協力従事し、諫干を問題にしない漁民、漁協には金を出すというのが、今基本的に行われていることです。絶対に許してはならないと、私は思っております。

これが国の学んだ教訓、水俣病から学んだ教訓なら、それは間違いです。国がとった方策、つまり被害者を黙らせることが問題の解決だということが誤っているということを、水俣病の被害者は身体を張って教えてきたではないか、国に教えてきたではないかと強調したいのです。国がその教訓を誤って理解しているからこそ、あの政治決着と称されるものから一〇年後、まだ四〇〇〇人の被害者が立ち上がり、しかもそのうち一〇〇〇人を超える原告が裁判を求めるという事態になる。国は正しく、その教訓を学ぶべきだと思います。私どもは、有明海でも国がその教訓を正しく学ぶように戦い抜く決意でおります。国が被害の発生原因を正しく明らかにして、その反省のうえに立って、被害の再発防止のための方策を真剣に検討する、発生した被害については、きちんと補償をし、必要な救済措置を取る、ということを実行しない限り、「解決」などあり得ないのだという教訓を正しく学ばない限り、日本から被害の発生は終わらないということだと、私は確信しております。

さらに、この水俣問題に関係した教訓として、もう一つ指摘しておりますけれども、安全というのは一体何なのかということです。それは国が設定した基準に従うことでありますと、国はそう言います。県もそう言います。もちろん業者もそう言います。場合によっては、裁判所もそう言います。だけど、それがまったくの間違いだと、国の基準に従っているからといって、水俣病では大きな被害が起きてきたんだよということ、これが国が学ぶべき教訓であります。一定の基準をつくったら、それは安全基準であり、それを下回っていれば安全だと考えるということが、論理的にも成り立たない、まったく間違っている、もちろん事実にも反しているというのが、水俣病の貴重な教訓なのです。

というのは、国の主張では基準値が現行より厳しく改正されたら、それまで安全だと言ったことが嘘を言ったということになります。理論的に当たり前のことであります。水俣病において、チッソ水俣工場から排出された排水中に含まれた有害物質は、昭和三一年当時、工場廃水の排出基準に適合していたにとどまらず、水道用水として使用可能な基準値にも適合していました。つまり、水俣工場排水は、水道用水に使用可能な排水だったのです。その「安全」な排水が、水俣病被害を引き起こしたのです。基準値はけっして安全値ではない。絶対危険値です。この数値以上超えたら危険だということの合意が社会的に成立した数値にすぎないのであり、逆にそれ以下が安全だなどとは言ってはならないということです。

「基準値以下なら安全」と、そう言いながら、水俣病を引き起こし、未だ反省せずに、この九州ではさらにカネミ症事件を引き起こしたのです。原因物質ＰＣＢについて、国は当時まったく規制をしていませんでした。すなわち、「安全」な物質だったのです。不幸にして「人体実験」が行われ、人体被害が現実に発生した後に、国はようやく重い腰を上げ、やっと必要な規制に取り組み始めます。これらの「人体実験」の結果発生の事実に懲りずに今また恥じることなく、アスベスト問題、その他、今話題になっている姉歯さんの地震耐震構造問題まで含めまして、一定の基準値を守りさえすれば安全なのだという、この誤った考え方を国は主張しています。これを打破しなければならない。これは水俣で今、廃棄物問題と正面から対峙しておりますので、あえて申し上げる次第です。この水俣において、まだ産廃業者は恥ずかしげもなく、基準値を守るから安全ですと、国の基準を守るから安全ですと、言い続けております。そう言って、水俣病被害が起きたのだということを正しく学ぶべきだと確信しています。そうしなければ、日本から重大な健康被害発生を防止することはできない、と考えています。

最後に一言だけ申し上げておきたいと思いますが、今、私たちは水俣病患者の司法救済システムに基づく救済を求めております。その本質は一体何なのかと、あえて一言だけ申し上げます。要は現在国が言っているのは、黙って国の方針に従えということだと思います。国民主権という言葉を、国はまったく忘れております。官僚は国民の意思に従って行政をするのだということ、これが日本国憲法の当然の制度であります。国はそう考えずに、官僚の言うとおり、黙って国民は従えと強制しております。これが水俣病をめぐっての問題であり、かつ今私が取り組んでいる諫早湾干拓をめぐっての問題でもあります。

漁民の言う声には聞く耳はもたない、行政が出した方針どおり貫徹する。水俣病では、加害者である国が、誰が水俣病の被害者であるのか、一方的に勝手に被害者を選別する、かつそれにとどまらず救済内容まで加害者である国が一方的に勝手に決める。国はそれをおかしいこととは考えていません。対等・平等の市民の間で、交通事故の加害者がそんなことを被害者に言ったら、殴り倒されるに決まってます。国は平然とそれを言う。従わない被害者が悪いかのごとく言っております。

なぜ、加害者である国にそのような勝手なことが許されるのでしょうか。許されるはずがないに決まっています。それを打ち破る、国と水俣病患者が対等・平等の立場で、きちんと議論しようではないか。議論も、対等・平等です。出す資料も対等・平等です。そして、双方が一方的に言い合ったのでは解決がつかないから、公平なアンパイアがいる。それが裁判所である。裁判官である。これが本質だということを繰り返し申し上げておきたいと思います。

国民の声に従って行政をするのだ、それが日本国憲法の規定する国民主権であり、私どもはそれを実現する闘いをしているのだということだと、私は思っております。それに応えるのが裁判所の使命であり、しかも友納裁判長をはじめとする、この水俣病に取り組んだ裁判所は、それに応えていただいたと、私どもは思っております。さらに、今あるノーモア・ミナマタの裁判もまた、同じだと確信しています。本当に司法救済システムが実現できるということを闘い抜いていただきたい。私も一緒になって頑張りたいと思います。そのことこそが、水俣病問題にとどまらず、今、日本において苦しんでいる各種の被害を救済する道筋であり、また今後の被害発生を防止する道なのだと確信しています。

特別報告「スモン・水俣・ヤコブ・イレッサと司法」

水俣病京都弁護団副団長・弁護士　中島　晃

一　はじめに――行政責任を問う意義

私は、水俣病の県外の被害者のうち、関西に移住をした京都をはじめとする被害者の訴訟を担当いたしました。そういうことから、本日、このシンポジウムに参加しましたが、この報告のテーマにもなっているように、薬害スモン、それから水俣病など、公害事件や薬害事件で、国と地方自治体の責任を問う国家賠償訴訟をいくつか手がけてきました。

もちろん、公害事件で水俣病のように、加害企業であるチッソが重大な責任を負うということはもちろんですが、加害企業の責任を追及するだけでは、公害や薬害の再発を防止し、それを根絶していくことができるかといえば、残念ながら必ずしもそうではない。少なくとも我が国では、公害や薬害の再発を防止して、これを根絶させるためには、企業だけではなくて、国、県などの責任を追及しなければ、公害の根絶をかち取ることはできないというのが、これまでの経験のな

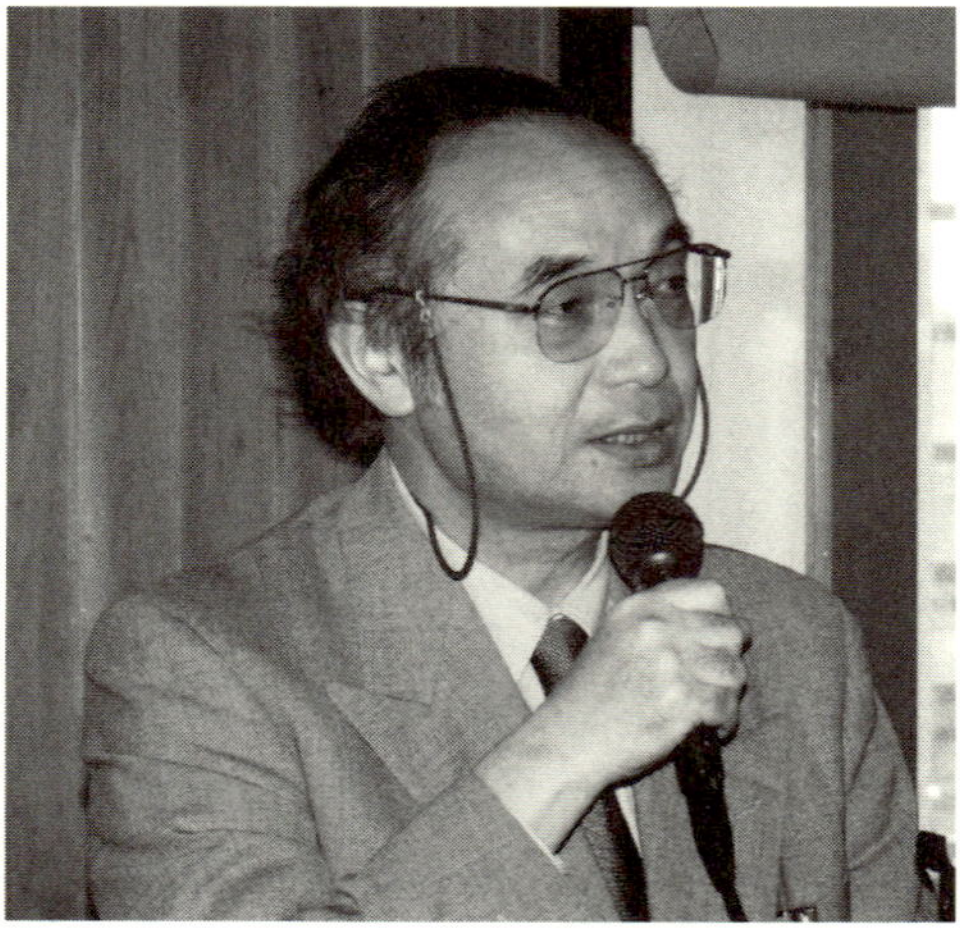

かで明らかになってきたことであり、そしてそれは普遍的な経験、教訓だと言っていいと思います。

なぜならば、これは既に他のシンポジストの方が一様に指摘をしたように、加害企業だけが公害を引き起こしたわけではない。住民の生命・健康を守るのが、本来、国や自治体の責任ではあるが、そういうことをやるよりも先に、企業の経済活動をどうやって守るか、そのことを重視してきたために、水俣病のような公害の発生・拡大を許してきた、そこに非常に大きな問題があると考えます。

ですから、そういう点で国や県の責任を追及しなければ、本当に水俣病のような公害を二度と引き起こさないということを実現することはできない。そのことを抜きにして公害等の根絶をはかることはできないというのが、残念ながら我が国の不幸な現実です。そういうことから、私はこれまで言ったスモン、水俣、さらに最近では薬害ヤコブ病や薬害イレッサなどの裁判を担当して、国家賠償責任を追及する裁判に取り組んできました。

二　水俣病における国賠訴訟の意義

水俣病の第三次訴訟が、一九八〇（昭和五五）年五月に、熊本地裁に初めて提起をされました。これは産業公害における行政責任を問う、我が国で初めての本格的な国家賠償訴訟として、非常に大きな意義をもっているものです。もちろん水俣病でこうした国賠訴訟が提起された背景には、大量の被害者を切り捨て、救済を放置をしてきた国、県に対する被害者の怒りが高まったということもあるわけですが、その少し前の段階で私が豊田弁護士なども一緒に取り組んだ薬害スモン訴訟があります。

この訴訟で、国に対して国家賠償責任を認める判決が、一九七八年から七九年にかけて、全国各地の裁判所で出され、合計九つの裁判所で、国の責任を認める判決が相次いで出されたのです。そのことが水俣病の被害者を大きく励まして、水俣病訴訟でも国、県の責任を追及すべきだという声が広がっていったのです。

そういう意味で、薬害スモンの裁判と水俣病の第三次訴訟とは、非常に大きなつながりがあると考えます。いずれにしろ、国家賠償訴訟において、被害者の大量集団訴訟が提起され、まず最初に薬害事件で被害者が勝利をする。それで、次は産業公害事件で国の責任を追及するという新しい展開を生みました。これは日本の裁判の歴史の中でも非常に大きな出来事だったと考えます。

三　水俣病京都訴訟の意義

胎児性水俣病は、その悲惨さと深刻さの故に、水俣病被害の頂点に位置しているということができますが、その一方で、県外に移り住んでいる水俣病の県外被害者が存在していることは、水俣病被害の広がりが非常に広範なものであることを示すものでして、その底辺を形成しているものということができます。

チッソ水俣工場からの工場排水による深刻な環境汚染は、不知火海沿岸一体の漁業不振と地域の荒廃を引き起こし、多くの人々が、住み慣れたふるさとから県外に移り住むことを余儀なくされました。勿論、六〇年代から始まった高度経済成長にともなう、全国的な都市への人口集中が、これに拍車をかけたことはいうまでもありません。

水俣病被害者の全面的な救済を実現するうえで、こうした県外に移り住んだ被害者の救済を実現することは、避けて通ることのできない重要な課題です。関西周辺に居住する県外被害者を原告として、一九八五（昭和六〇）年一一月に提起された水俣病京都訴訟は、一九八四（昭和五九）年五月に提訴された東京訴訟や、一九八八（昭和六三）年二月に提訴された福岡訴訟とともに、こうした県外被害者の救済を図ることを目的とするものでした。

しかし一口に、全国各地に散在している県外被害者の救済の実現をめざすといっても、それほど簡単なことではありません。県外被害者の訴訟は、そもそも被害者が県外のどこに移り住んだのかを探すことからはじめなければならなかったのです。原告弁護団による県外被害者の掘り起こしをめぐる取り組みについては、『水俣病裁判』（かもがわ出版）などで紹介されていますので、そこに譲ることにしまして（同書二一五頁以下参照）、ここではこれ以上ふれません。

私が水俣病京都訴訟に取り組んだのは、薬害スモン訴訟を担当してきたことから、国賠訴訟で行政責任を追及することなしには、公害・薬害の防止・根絶をはかることはできないと考えたからですが、とりわけわが国における公害の原点である水俣病で、行政責任を問うことが公害の防止、根絶にとって不可欠であると考えたからにほかなりません。

四　相良判決、足立判決、小北判決について

水俣病第三次訴訟で、相良判決が一九八七（昭和六二）年三月三〇日に、熊本地裁の法廷で言い渡されました。私は、その判決の言い渡しに、弁護団の一員に加えていただいて立会い、国、県の責任を認めるという歴史的な判決を聞きました。私は、あのとき本当に震えました。裁判所が、やっぱりよくぞ国、県の責任を認める判決を書いた。この日は弁護団の一員として感動を覚えた日であったと思います。

その後、相良判決に続きまして、一九九三（平成五）年三月に、やはり熊本地裁で足立裁判長の判決が出ました。それから、少し遅れましたけれども、いよいよ私どもが担当した京都訴訟でも、同年一一月二五日に、小北裁判長が国と熊本県の賠償責任を認める判決を下しました。この

ように産業公害事件で、国家賠償責任を認めることは、日本の裁判の歴史のなかで初めて起こったことです。そういう意味で、これは画期的な意義があると考えます。

地裁段階で、熊本地裁では二度にわたって、国賠勝訴の判決があったからこそ、関西訴訟で大阪高裁判決が出て、そして一昨年（二〇〇四年）一〇月に、最高裁が水俣病で国家賠償責任を認める判決が出されたわけです。こういう歴史の流れからいうと、国家賠償責任をかち取った、最初の被害者は、熊本水俣病の皆さんです。皆さん方、今日来ておられる方は、裁判の当事者の方もたくさんいらっしゃると思いますが、この熊本でいま述べた国賠勝訴の歴史を開いた、このことに大いに誇りをもっていただきたいと思います。

五　結びに代えて——現代を生きる者の責務

私は、その後、脳外科手術の際に、硬膜を切り取ったあとに、脳硬膜の移植をうけて、それが汚染されていたために、クロイツフェルトヤコブ病という、不治の病に罹患して、それのために命を失った被害者の方々の訴訟、これも国賠訴訟で、大阪と東京で提訴をしました。これが二〇〇二（平成一四）年三月、今から四年前に国と企業に謝罪をさせて、二度とこうした薬害を繰り返さないという誓約をさせて、確認書を取り交わし、被害者全員の救済を図るために、全面解決を実現したのです。

しかし二度と薬害を繰り返さないといっても、これはそのとおりにはならないのです。国が全然反省してない。国というか、役人の体質は変わらないのです。このため、肺ガン治療薬のイレッサの副作用で既に六〇〇人以上の人たちが死んでいるという新たな薬害事件がおこっていることから、現在、大阪地裁と東京地裁で国賠訴訟が提起されています。こうしたことから、私はこれからも、国賠訴訟をやらなきゃいけないと腹を決めてるわけです。

今日お話をしたいのは、薬害ヤコブの裁判では、地裁段階で判決がなくても、国は被害者に頭を下げたのです。厚生労働大臣が、いくらお詫びを申し上げても、お詫びの言葉が尽きることはありませんと、被害者の皆さんの前で言ったわけです。

いま司法は、少しずつ変わってきています。スモンのときには、九つの地裁の判決をとって、やっと厚生大臣は頭を下げた。水俣病の場合はやっぱり判決が必要だった。しかし、薬害ヤコブでは判決がなくても、被害者の皆さんが多くの国民やマスコミなどに支えられて、裁判所で真実を積み上げて、押し込めば、判決がなくても、全面解決をかち取ることができる。それほど日本の国の中では司法の役割が大きくなっています。そのことに是非確信をもって、国賠訴訟の原告をどんどん増やしていって、積極的に闘っていく。また同時に、司法の役割がいま、国の中では大きな比重を占めてきているということに確信をもって、この新しく提起をされた国家賠償訴訟でも是非、勝利をかち取っていただきたい。

それは被害者や住民の皆さんの侵害された人権の回復を図るために大変重要なことであり、そしてそれはまた、次の世代に公害や薬害などの被害に苦しむことのないような、そういう社会をつくり上げるためにも必要なことだと思います。そういう意味で、より多くの若い弁護士の人たちが、国賠訴訟に積極的に取り組むことによって、そしてまた被害者の皆さんもこの訴訟に積極的に原告として参加をすることによって、いまいった社会をつくり上げることを目指して、共に力をあわせていただきたい。それが現代を生きる私たちの最低限果たすべき責任ではないかということを申し上げて、私の報告を終わらせていただきます。

一次闘争と輔佐人の活躍

新潟水俣病弁護団事務局長・弁護士　工藤和雄

『阿賀よ伝えて』を編集して

二〇〇五年は新潟水俣病の公式発表から四〇年の節目にあたり、被害者の会（新潟水俣病被害者の会）と共闘会議（新潟水俣病共闘会議）は記念誌の出版を企画しました。各界から広く原稿を募ることとした関係上、被害者の会・共闘会議の公式見解と異なる原稿も予想されたため、「新潟水俣病四〇周年記念誌出版委員会」として『阿賀よ伝えて』を出版しました。私は編集委員の一人としてすべての原稿に目を通し、章立てを考え、何度も原稿を読み返してはふるい分けるという、私の弁護士人生において生涯にこれっきりという〝幸運な〟役回りを得ました。本格的な編集作業は初めての経験でしたし、当初は弁護団事務局長という立場上〝損な役〟を引き受けたぐらいにしか思っていなかったので原稿を読み始めるまでは編集作業も雑務の処理ぐらいの認識でした。

しかし、原稿を読み進むに従い、雑務の処理という思いは消え、気持ちがしだいに高揚してくるのを感じました。それぞれに個人的な思い出を綴ってもらっただけのことでしたが、二次訴訟しか知らない私にとっては、新潟水俣病の公表から一次訴訟の判決・補償協定締結に至る闘いの過程は、被害者を支え、共に悩み、喜び、怒り、闘ってきた実に多彩な人たちが織りなす壮大にして躍動的なドラマを見る思いでした。そして私は新潟水俣病の闘いのほんの少ししか知らなかったということをつくづく認識させられると同時に、新潟水俣病第一次訴訟が四大公害訴訟の先陣を切って闘われたというだけではなく、公害闘争としてすぐれた闘いであったことを改めて認識しました。ぜひ多くの方からこの本を読んでいただきたいと思います。

新潟に学べ

一九六五年六月、新潟に第二の水俣病が発生したときに、これにいち早く取り組み、患者発生地域の聞き取り調査を開始したのは、勤医協（新潟勤労者医療協議会）沼垂診療所長斎藤恒医師らでした。斎藤医師や沼垂診療所事務長小林懋らは友誼団体に呼びかけて水俣病学習会を開き、同年八月には、新潟地区労を含む二二団体の正式加入と県評（新潟県労働組合評議会）のオブザーバー参加を得て民水対（新潟県民主団体水俣病対策会議、のちに県評も正式加入して新潟水俣病共闘会議）を結成しています。新潟の闘いは、後に「新潟に学べ」（前掲書五頁）と言われるように、熊本水俣病の歴史と教訓に学び、被害者と民主勢力が団結して公害の本質を明らかにしながら「生命と権利と生活を守る」全国的な運動として取り組まれています。その闘争形態は単なる被害者支援運動ではなく、闘いを加盟団体それ自体の課題として位置づけた共闘組織であるところに特徴があります（前掲書五頁）。

水俣病の闘いをさらに全国に広げるため、一九六七年一〇月、「水俣病映画をつくる会」が、社会党、共産党、民社党、日農、県評など労働民主団体四八団体と映画評論家岩崎昶、監督今井正、作家水上勉らの呼びかけによって結成され、不当解雇撤回闘争中の東京シネマ労組により、一九六八年五月に映画「公害とたたかう」が完成します。県医労協専従書記の目崎（本間）静江が胎児性水俣病の女児について作詞作曲した「歩いておくれ」と「川を返せ」のメロディが映像を引き立てました（前掲書一三二頁）。

この映画製作と上映運動に取り組む中で、一九七〇年一月、民水対は組織的に発展し共闘会議が結成され、また加害企業昭和電工の鹿瀬労組が組合員にカンパを訴え、カンパ金を寄付するに至ります。全国の公害闘争が発展し、総評の呼びかけで「公害対策連絡会議」が結成されます（前掲書四三頁）。初代の共闘会議事務局長宮下弘治は「熊本県評の議長や事務局長から『新潟は県評が中心になって全体をまとめており、うらやましい』とよく言われた」と述懐しています（前掲書三四頁）。

輔佐人宇井純

一次闘争を担った多彩な群像の中に、訴訟を担った弁護士や学者がいました。

原告側の最終準備書面は、「民法の大先生戒能通孝教授から、日本の弁護士が書いた最も科学的水準の高い論文とおほめをいただいたほどの出来だった」（宇井純沖縄大学名誉教授・前掲書一九四頁）。

宇井氏自身も後掲準備書面において原告弁護団を称賛し、「事件の因果関係がすべて過去のものとなり、直接の調査がほとんど不可能に近い本件において、法律と論理の専門家としての弁護士が、超人的な努力を重ねてこの裁判を結審にまで進めたことは、専門家が社会に生きる方向について歴史的な教訓となるものである。それだけではない。原告弁護団の作り上げた本件の因果関係に対する考察は、アカデミズムの枠の中における理論水準をはるかに抜いた高いものとして、科学者の世界でも評価されており、法律家の専門職としての信頼を高める上においても重大な寄与をなすであろうことを特に付記しておきたい」と記しています。

宇井氏は第一次訴訟提訴の夜の集会にかけつけて協力を申し出ています。そして専門家の立場で輔佐人として、弁護士とともに法廷で昭和電工側の学者・技術者に対する反対尋問を行い、「被告側の証人の主尋問の時にどこに矛盾があるか、前後の証人との関連は、と考えていたことを反対尋問でぶつけてみると、おもしろいように証言が変わっていき、原告に有利なものになることさえある」という「公事きちがい」の快感を味わう（前掲書一九三頁）。

宇井氏が最終弁論において強調したのは、「原告である川魚漁師と被告の昭和電工の極端な貧富の差であった。新潟の若い弁護団と後に日弁連の会長になる昭電側の老練な弁護団、原告の若い証人たちと教授、博士のきら星の如く並んだ被告側証人、巨額の研究費を投じた昭電側の実験研究と、もっぱら自然の調査研究に力を入れるしかない原告側の因果関係研究、どれをとっても被告側が圧倒的に有利である。法廷では当事者は対等に扱われるというが、そもそも公害は出発点から対等ではないのだ。そのことを手を変え、品を変えしつこく書き続けた。その弱い被害者側が因果関係を立証しなければならぬという、それが原告側にとってどれほどの負担か、過去にそこまでこられなくて力尽きた被害者がどれほど居たことか。こんな不条理を裁判所は放置しておくのか」と。（前掲書一九三頁、準備書面は法律時報四三巻九号・一八九頁）。

宇井氏の訴えに判決は応えます。新潟地裁は立証責任の一部転換を認める画期的な判断をします。

「因果関係論で問題となる点は、通常の場合、①被害疾患の特性とその原因（病因）物質、②原因物質が被害者に到達する経路（汚染経路）③加害企業における原因物質の排出（生成・排出に至るまでのメカニズム）であると考えられる。（中略）以上からすると、本件のような化学公害事件においては、被害者に対し自然科学的な解明まで求めることは、不法行為制度の根幹をなしている衡平の見地からして相当ではなく、前記①②については、その状況証拠の積み重ねにより、関係諸科学との関連においても矛盾なく説明ができれば、法的因果関係の面ではその証明があったものと解すべきであり、右程度の①②の立証がなされて、汚染源の追求がいわば企業の門前にまで到達した場合、③については、むしろ企業側において、自己の工場が汚染源になり得ない所以を証明しない限り、その存在を事実上推認され、その結果すべての法的因果関係が立証されたものと解すべきである」（判例時報六四二号・一五七頁）

社会科学者の立場から輔佐人を務めたのが宮本憲一前滋賀大学学長でした。宮本氏の最終陳述は激しい（前掲書二〇九頁）。昭和電工の経営方法は「大道商人のイカサマ商法にひとしい」と断罪した上で、損失の問題に言及し、「公害問題では人の生命が奪われ、あるいは未来の生命が奪われ、人生そのものが失われていくのであります。こういうものを経済学上絶対的損失といいます。(中略)最近の経済学ではこのような絶対的損失をひきおこしているような企業に関しては、生産活動を停止する、あるいはそういう企業の営業活動を停止するということが、公害問題に対する対策であるという原理が確立しているわけであります。（中略）この原理を裁判の中に生かすべきだと考えるわけであります。この原理が法律の中に採用されない、補償の問題としてこの問題を片付けるしかないというのであれば、せめて、いま提出されている補償要求については全額認めるべきであると考えます。（中略）望むならば、それに裁判所が上づみするくらいの気持ちがあってもいいと思う。公害を出した企業が、二度と立ち直れないぐらいの補償金をとられて、営業活動が停止される、ということこそ、この問題を本当に片付けることになるんではないかと考えているぐらいであります」と（前掲法律時報一九六頁）。

宮本氏の訴えに裁判所は応えます。

「企業活動も、一般市民の生活環境保全との調和においてのみ許されるべきであり、住民の最も基本的な権利ともいうべき生命、健康を犠牲にしてまで企業の利益を保護しなければならない理由はない」として、「化学企業が製造工程から生ずる排水を一般の河川等に放出して処理しようとする場合においては、最高の分析検知の技術を用い、排水中の有害物質の有無、その性質、程度等を調査し、これが結果にもとづいて、いやしくもこれがため、生命、人体に危害を加えることのないよう万全の措置をとるべきである。そして右結果回避のための具体的方法は、その有害物質の性質、排出程度等から予測される実害との関連で相対的に決められるべきであるが、最高技術の設備をもってしてもなお人の生命、身体に危害が及ぶおそれがあるような場合には、企業の操業短縮はもちろん操業停止までが要請されることもあると解する」と（前掲判例時報一六一頁）。

補償要求を全額認めよと迫った宮本氏の意見は採用されなかったものの、過失の有無を論ずる一般論の中で新潟地裁が踏み込んだ見解を示し、過失論を格調高いものにしたのは、宮本氏の陳述抜きには考えられません。

そして全額補償せよという宮本氏の訴えは、一審判決確定後の二年に及ぶ昭和電工に対する補償要求の闘いの中で実現をみることになりました。

公害裁判における公害弁連の役割

旧水俣病被害者・弁護団全国連絡会事務局長・弁護士　豊田　誠

レジメから離れるかもしれませんが、今日は三つのことを簡潔に申しあげたいと思います。

水俣病問題の根源、そして人権闘争への拡がり

一つは、先ほどの集会から、水俣病はいったい何年闘いが続くんだ、いったいこの混迷は行政や企業の責任にはよるのだけれどもいつまで続くのだ、という思いに、皆さんも駆られているのではないか。

そもそも、私たちにとって、水俣病とはいったい何なのか。私は、今年が水俣病公式発見五〇年、これで思い出すんですけれども、五〇年前に九州で起きた二つの事件についてです。一つは言うまでもなく、水俣病の問題です。もう一つは、三井三池の大争議であります。この二つの事件は、私は九州で起きた事件ではあるけれども、日本の歴史に刻まれるべき大事件だという具合に思っています。

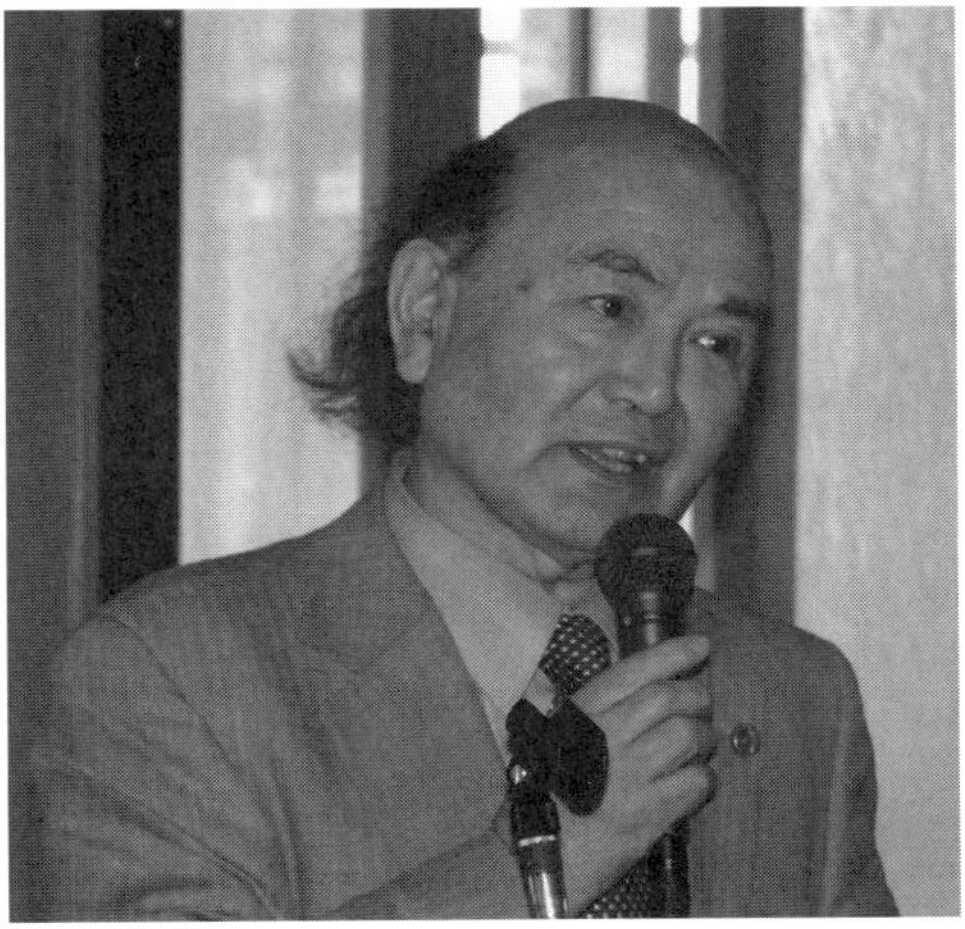

なぜかといいますと、この二つの事件とも、わが国が、私たちが生きているこの国が、戦後の荒廃から立ち直って、そして高度経済成長に入っていく時期に、起きた事件だからなんです。しかもそれは、高度経済成長という名の下に、石炭から石油にエネルギーが転換し、全国各地にコンビナートが造られていく、そういう高度経済成長のいわば象徴的な動きの中で、三井三池、水俣病、この二つの事件が起きているわけであります。しかも、これが九州で起きている。私はこのことを決して私たち日本国民は忘れてはならないことだ、いわば私たちの今日の繁栄は、こうした高度経済成長政策の犠牲の上に築かれてきたことだということを肝に銘じる必要があるのではないか。

私たちは今、水俣病問題について、本当に被害者を一刻も早く全面的に救済しなければいけない、そういう差し迫った問題をかかえています。この問題を解決することは、国民的責務だと思うのです。日本が高度経済成長に走っていったその時に、政府や企業が無視してきた、国民や住民の健康や生命や権利、これをないがしろにして成長してきたんだ、その負の遺産だということを改めて私たちは心の中に深く刻み込んでおく必要があるのです。

しかし、水俣病は決して負の遺産だけでは、私はないと思います。負の遺産だといって暗くなってしまうことはないと思います。非常に不幸なことに、熊本で水俣病が発生した後、新潟でも第二の水俣病が発生しました。新潟の被害者は立ち上がりました。日本で初めて公害裁判に立ち上がったのは、新潟のその被害者たちであります。再び公害を繰り返すな、熊本ではできなかったことが新潟で闘いが始ったんです。そして、その闘いがイタイイタイ病に火をつけ、四日市公害に火をつけ、そしてこの現地の熊本水俣病にも火をつけて、いわゆる四大公害裁判に発展してきました。

その四大公害裁判が勝ち進んだことを基礎として、公共事業での責任追及、食品公害、薬害（スモン、ＨＩＶなどなど）、さらには、じん肺、ハンセンなどなど、さまざまな人権闘争に拡がり、今では馬奈木さんは大忙しのようですけれども、産業廃棄物の問題にまで、ずうっと人権闘争が末広がりに広がっていっている。

いわば、熊本の水俣病のこの悲劇が、新潟水俣病被害者たちの決起を起点として、日本の人権闘争に火をつけてきた。そして、今、水俣病問題は、確かに長い五〇年という期間はかかっているけれども、ついに最高裁判所の判決まで取って、行政の責任を裁くところまで進んできている。この歴史の前進に確信をもつ必要があるのです。あとはもう一押しだという具合に思います。このもう一押しを、この歴史の負の遺産を、みんなの力で早期に正しく解決していく必要があるのではないか、これは私が申し上げたい第一点です。

公害裁判と司法の役割

二つめには、公害裁判での裁判官の役割について、先ほど来から色々な視点からの報告がありました。友納さんが後で話されるようですけれども、私は、裁判所は決して最初から住民側の味方とは限らなかったと思っています。黙っていても被害者側のほうの味方につくという体制には決してなかったのです。新潟で公害裁判が始った頃、司法の頂点にある最高裁判所は何をやったか。ちょうど公害弁連ができた時期ですけれども、「特殊損害賠償事件」と称して、訴状を全部集約し、最高裁判所に報告を上げさせたわけです。そればかりではなくて、どこでどういう事件が起きているか、それを全部、最高裁が掌握した。そして、月に一回、年に何回か、公害裁判官会同、裁判官協議会というのを開いて、いろんな問題について裁判所部内の意思統一を図ってきた。それが裁判所時報という新聞にずうっと載ってきていた。それを私たちが暴露した。そしたらある時期から裁判所時報には、裁判所部内の情報を一切掲載しなくなってしまった。こんな経過があって、決して最高裁を頂点とする司法は、黙っていても被害者の味方になるわけではない。逆に、公害反対運動をあわよくば抑えてしまうという役割を、今までは担ってきたといってよいのです。

しかしながら、そういう状況の中にありながらも、現場の裁判官は、良い判決を書いたり、良い解決をしてきました。このことについて言い出すと、きりがないと思います。相良裁判官だけではありません。四日市の公害の判決では、立地上の過失、コンビナートを造ったときの過失が企業にあると、こういうことまで言っています。それから水俣病の刑事事件では、東京高裁の裁判官は、国栄えて山河なしというべきかと言って公訴を棄却するという判決もありました。それから、薬害スモンの可部裁判長は、日本の行政がいかに遅れているか、立法がいかに遅れているかということを判決の中で縷々判示してきました。可部裁判長は最高裁の裁判官にもなった方です。だから、そういう意味では、現場の中で裁判官は必死になって事件を見ている。その事件を見るポイントというのは、結局は裁判官は憲法と法律と良心にしたがって、証拠に基いて事実を見ている。その証拠をいかにたくさん出して、裁判官にわかってもらうかというのが原告団や弁護団の役割だという具合に思います。黙っていて、被害者に味方するとかしないとか、そんな議論は決してしてはいけないという具合に思います。

司法救済システムの意義

それから、最後になりますけれども、三つめは、司法救済システムにより、裁判所で解決するという提案が、弁護団から今日の集会でなされました。政府解決策の中で私たちもそれを追及しましたけれども、それは実現しませんでした。部分的にしか実現しなかったのか。当初、私たちは五つの裁判所が和解勧告をしたときに、「国は解決のテーブルにつけ」という運動をしました。今日、後でお話される友納裁判長が、福岡高裁で和解案を提示されたときに、私たちはその運動のスローガンを、和解のテーブルにつけということから、「直ちに福岡高裁の和解案を受諾せよ」ということに方針を変えて国に迫りました。

ところが、当時の環境庁の役人は何と言ったか。こともあろうに、司法救済制度をつくると、弁護士と医者に儲けさせるだけだ。これは非常にふざけた言い方ですけれども、そういう言い方をして、とにかくこれは絶対受け入れられないということを言ったわけです。それはとりもなおさず、彼らが根本から行政の転換を迫られることになるということ、そして、解決の主導権を被害者、弁護団、医師が担うということに反対するところに、本当の本音はあったんだろうと思います。最高裁の判決が今あります。しかし、その判決を本当に活かすかどうか、それは今闘っている原告団、弁護団、支援、これがこの最高裁判決を生かすために、本気になって短期の間に運動を展開していくかどうかということにかかっているのだろうという具合に思っています。
　どうもありがとうございました。

【レジメ】

一　なぜ公害裁判なのか
　足尾鉱害以来の被害者敗北の歴史
　チッソ水俣病――見舞金契約による抑圧
　凄惨な被害の現実＋企業・行政の怠慢
　このまま黙ってはいられない

二　公害裁判と司法の動向
　裁判所は、最初から被害者の味方ではなかった。
　すべての裁判で住民の立場に理解を示しているとはいえない。
　＊拙稿「公害裁判と司法の機能」（一九八二年）
　拙稿「公害裁判と人権――公害弁連二五年の闘い」（一九八四年）

三　公害裁判の四つの機能

①公害の恐るべき実態の明確化

②訴訟当事者の枠をこえた救済の実現

協定書方式（イタイイタイ病、水俣病）

↓司法救済システム（薬害スモン、ＨＩＶ）

③公害防止対策の実施（復元事業）

④行政の転換、立法作業の促進

＊同上拙稿

四　被害者、弁護団の闘いと世論の広汎な支持なくして、公害裁判での前進もなければ、裁判でかちとった成果を前進の基礎にすることも出来ない。

水俣病第三次訴訟第一陣の控訴審を担当して

福岡高裁元裁判長・弁護士　友納治夫

私は、平成元年六月の末に福岡高等裁判所に着任して、熊本水俣病第三次訴訟第一陣の控訴審の裁判長を担当し、法廷での審理と並行して和解による解決を試みるという貴重な経験をさせていただきましたが、今日はそのときの体験に基づいて、和解をめぐる幾つかの論点に触れてみたいと考えております。

まず、訴訟の経過を振り返っておきますと、この訴訟は、昭和五五年三月に、一〇〇名を超える原告（死亡された患者の相続人を含む）がチッソ株式会社のほか国と熊本県を被告として損害賠償請求訴訟を熊本地裁に提訴し、昭和六二年三月に原告ら一部勝訴の一審判決が言い渡されましたが、被告側が控訴し、福岡高裁で控訴審の審理が始まりました。私が着任した当時も証人尋問が続けられており、私もそれを引き継いで審理を進めて行くことになり、本日も御参加の藤野糺先生にも法廷で二回にわたって御証言を頂いた記憶があります。

ところが、平成二年のある時期に、原告の弁護団の方々から、本件については和解による早期

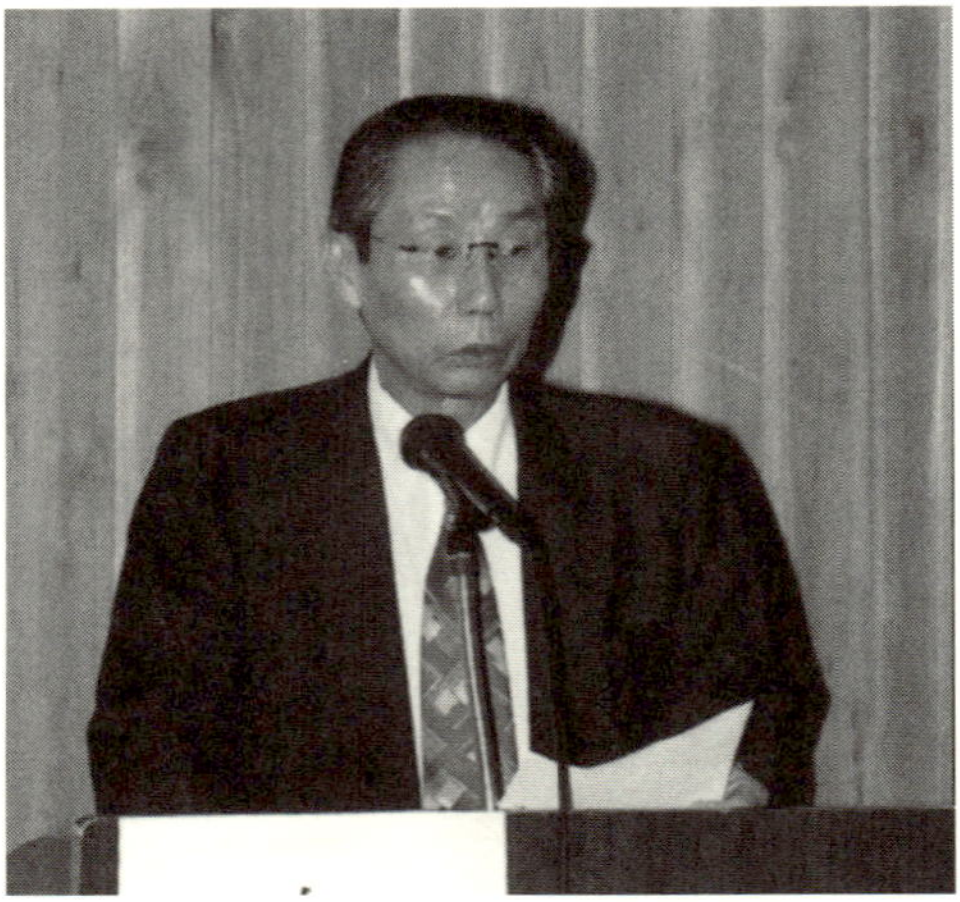

かつ全面的な解決を図りたいとの意向が裁判所にも伝えられまして、裁判所としても慎重に合議をした結果、「判決に向けての審理を続けながら、それと並行して、全当事者による話し合いにより早期かつ適切な解決を図るための和解の場を設定し、可能な限り全面的な解決に向けての努力をするべきである」との結論に達しましたので、平成二年一〇月の弁論期日に和解勧告を行いました。なお、これと前後して、東京地裁、熊本地裁、福岡地裁などでも次々と和解勧告を行ったことは、皆さんが御承知のとおりです。

その後は、福岡高裁としましては、判決に向けて法廷や現地での証人・本人の尋問や現場検証などを続けたり、当事者双方の主張や証拠関係についての整理を行ったりして、平成五年二月に口頭弁論の終結に至りましたが、これと並行して約三〇回に及ぶ和解期日を重ねて話し合いによる解決を図りました。この和解について、別の機会に申し上げたように、原告側はもとより、被告のチッソと熊本県は熱心に協議に参加され、むずかしい問題点の解決に向けて建設的な対応をしていただきましたし、裁判所としても、いろいろな意見の調整や取りまとめに努め、節目節目には和解の進捗状況の総括や裁判所の意気込みを盛り込んだ所感も公表しましたが、所感の中では、水俣病の病像論に関連して「和解救済上の水俣病」という表現を用いたり、国の責任論に言及する場面もありました。

ただ、この和解に、国は「現時点では応じられない」として期日への出頭を拒否され、たいへん残念でしたが、各当事者は国の参加がなければ適切かつ全面的な和解は成立しないと認識して国の参加を切望され、裁判所も同様の観点から国に対して何度も和解協議への参加を呼び掛けました。

こうして、裁判所は、平成五年一月の和解期日に、和解救済対象者の範囲及び救済内容についての最終的な取りまとめを行うとともに、改めて関係当事者すべての努力により水俣病問題の解決が緊急に行われるよう、重ねての呼び掛けを行いました。

このようにして、平成五年の初めに和解協議を締めくくり、また同じ頃に法廷での口頭弁論も終結しまして、以後、裁判所としましては、判決書の作成に懸命の努力を続ける一方で、原告弁護団や患者団体の方々による早期・全面解決に向けての精力的な活動の成行きや政治の動向などを見据えながら、判決の言渡しを見合わせておりました。

そうして、平成七年に入って水俣病問題の政治決着への動きが進展して政府解決策が決定されるに至り、これを受けて、平成八年五月に訴訟上の和解の成立と国及び県に対する訴訟の取下げが行われて、福岡高裁の第三次訴訟第一陣のすべてと、関西訴訟を除く各地の裁判所の訴訟が終了するに至ったことは、改めて申し上げるまでもないところで、「生きているうちの救済」を求められた患者さん達のために、私共の尽力が幾らかでもお役に立てたとすれば、骨を折った甲斐があったというものです。

もっとも、私共が福岡高裁で取りまとめた和解案と政府解決策とは異なりますし、患者さん達による政府解決策の受容れが「苦渋の選択」であったことも承知しており、複雑な思いがありますが、少なくとも私共の努力が、患者団体の結束を促し、関係自治体や住民達さらには一般国民の理解を得ることにある程度は役に立ち、ひいては政府解決策の実現へと繋げる役割を果たせたのではないかと、ひそかに考えております。

さて、この福岡高裁の和解勧告や和解案の取りまとめをめぐっては、いろいろな議論がありますので、今日は、そのうちの幾つかの論点につきまして、個人の立場で触れておくことにします。

一つには、福岡高裁での和解協議の進行中に、元東大総長の加藤一郎先生が「司法と行政――水俣病をめぐって――」という論説（判例タイムズ七八二号）で、水俣病訴訟のように広くかつ根深い事件を和解で解決するのは無理なのであり、国が拒否しているのに裁判所が和解に入ることを強く求めたのは司法の枠を超えたもので、和解の強要は憲法の精神に反する、という趣旨の批判をされました。

水俣病訴訟が広く根深い大事件であることは私も同感ですが、だからといって、この事件を和解で解決しようと試みたことが間違っていたとは考えておりませんし、先ほど述べたような経緯から、裁判所が国に対して和解への参加を何度も呼び掛けたことが和解の強要で司法の枠を超えたものであったとは全く考えておりません。このことにつきましては、原告弁護団のお一人で今日も御参加の松野信夫先生が、「和解勧告に関する一考察――水俣病訴訟をめぐって――」という優れた論文（判例タイムズ七九二号）を発表され、訴訟上の和解一般についての法理論上あるいは裁判実務上の意義を高い視点から考察され、集団訴訟や公害訴訟などの特殊事件についても裁判所の和解によって解決を見ているケースが極めて多数に上ることを論証しておられますので、その論旨を援用させていただくことにします。

また、元仙台高裁長官で大学教授の田尾桃二先生も、全国裁判所書記官協議会の総会で「戦後の民事裁判について」というテーマの講演をされた際に、この事件の和解の勧試も国への参加のすすめも悪いこととは思えないと語っておられます（書協会報一二〇号）。このほか、当時、私のところには、何人もの現職やOBの裁判官から励ましのお手紙などを頂戴しておりまして、どうも学者は裁判官の生の苦労や心情を理解しておられないようだという指摘が多く寄せられました。そういうようなことも励みになって、私共としては最後まで和解の協議を続けさせていただいたというふうに思っておりまして、今日ここで、これ以上は、加藤論文に対する反論を蒸し返すつもりもございません。

二つめとして、先ほども触れましたが、和解協議の中で「和解救済上の水俣病」という表現を用いたことについて述べておきたいと思います。

これは、この訴訟の大きな争点の一つである水俣病の病像論に関わる事柄ですが、今日ここでは水俣病の病像論はどうあるべきかということそれ自体について意見を述べるということではなく、私共が実際に試みた和解協議の中で、水俣病という病名の呼び方をどういうふうに扱ったか、ということを振り返っておこうというわけです。私共は和解協議の中で、いわゆる疫学条件（社会的条件）を充たし、かつ四肢末梢に感覚障害を有する者を「和解救済上の水俣病」として和解による救済の対象とする、という表現を使わせていただきました。この表現は、水俣病という表現は伴っているものの、真の意味において「水俣病」と言えるのかどうかをぼかしたような言い方であることは否定できません。

このような表現を用いたのは、裁判所が和解勧告をする場合、殊に控訴審で和解勧告をする場合ですが、第一審で原告側の主張が大部分認められ、それに対して被告側が訴訟上の権利として控訴を申し立て、一審判決は間違っているから控訴審で考え直して是正してくれという申立てを控訴審の裁判官に突きつけているわけですから、その控訴審の裁判官が、和解だからといってですね、いや被告（控訴人）の主張は間違っており原告（被控訴人）の主張が正しく控訴棄却の可能性が高いのだから和解をしたらどうか、という言い方をしたのでは、やはりとても話にはならないので、何とかして国を和解の場に引き込んで、全体としての迅速で適切な解決を図りたいという考慮から、少し引いたような形での持ちかけをしたということなのです。

そのへんは、公平・中立が命である裁判所が和解を呼び掛ける際の一つの限界だというふうに考えていただきたいと思いますが、その点は私としてもいささか歯がゆい点ではあったということを申し上げておきます。ただ、感覚障害だけの水俣病が存在し得るかどうかが重要な争点となっている事案で、あえて水俣病という言葉を入れたことには意味があるつもりでして、原告らの患者さん達が水俣病ではないと言ったわけではないということは御理解いただきたいと思います。

なお、「救済」という用語にも問題があると指摘される方がありますが、これは決して「御情け」というような意味で使っているわけではなく、正当に救済されるべき者を正当に救済するという意味合いの用法があるという認識を踏まえての表現であることを申し添えておきます。

それにしましても、水俣病の病像論の解明とそれに伴う診断基準のあり方についての問題は、今もって大きなテーマとして続いているわけでして、その点については、今後も研究と議論を重ねていっていただきたいと考えております。

三つ目として、第三次訴訟での最大の争点というべき国の責任論について、裁判所が和解協議の中でどのようなスタンスをとったかという点にも簡単に触れておきます。

この点については、当初の和解勧告文でも、裁判所の事実認定や法律判断の如何によっては国家賠償責任が肯定されることがあり得るとの指摘はしましたが、それ以上に踏み込んだ結論を示唆するような内容とはなっておりませんし、また、何回かの所見の中でも、和解の場では必ずしも法的責任だけに基づいた解決を図ろうとするわけではなく、広い意味での行政としての責任あるいは政治的な責任、そういう立場からの解決も可能なので、そのための知恵の出し合いをする、そういう場なんですよという言い方をして、国に和解への参加を呼び掛けております。そういう意味では、国に法的な責任が無いとも言ってはおりませんが、それが有るという断定もしておりません。この点も、先ほどの病像論についてと同様に、訴訟上の和解にまつわる限界点であったと申し上げるほかはありませんが、やはり国の法的責任という言葉そのものは避けましたけれども、決してそれが無いという意味で、そういう表現をしたのではないと申し上げておきたいと思います。

ただ、今となって振り返ってみて、やっぱり少し遠慮し過ぎたかなという思いがないではありません。先ほども触れましたように、裁判所の和解協議がその後の政治決着に繋がっていったと思うので、それとして一定の評価をしていただくのは嬉しいのですが、その政治決着の中では、原告らが水俣病かどうかという点も、また国の法的責任もがうやむやになっているじゃないかというご指摘があります。確かにそのとおりでして、私共が試みた和解協議の中で、病像論にしても責任論にしても、先ほど申し上げたような意味で少し引いた姿勢を裁判所がとった、そして国の政治決着の中で、やっぱりそれらの点をはっきりさせていない、これはもし何か関連があるとすれば、私としては大変遺憾だなと思うわけで、そのことが現在にも尾を引いているとすれば大変不幸なことだと思います。もっとも、その後の最高裁判決で、一定の限度においてですが、国や熊本県の国賠法上の責任が肯定されており、これについても今後ともいろいろと考えてみたいと思いますが、仮に、将来、同種の訴訟事件で裁判所が和解勧告をすることがあるとすれば、従前よりも踏み込んだスタンスで臨むことができるのではないかと考えております。

私共が福岡高裁で試みた和解をめぐる若干の点について個人的な見解を申し上げましたが、この和解協議が本当の意味でどれだけの意味があったのか、どれだけの貢献ができたのか、あるいは逆にマイナスの面があったのか。そのへんは、私も裁判官を退いて一〇年近くになりますけれども、日常、頭をかすめている問題でございますが、それを含めまして、水俣病の問題につきましては、これからも一私人として関心を持ち続けていきたいと思っております。

そういうことで、本日の報告を終わらせていただきます。どうもありがとうございました。

水俣病第三次訴訟第一陣判決後の推移

熊本地裁元裁判長・弁護士　相良甲子彦

チッソは、昭和七年から水銀を触媒としてアセチレンからアセトアルデヒド、次いで塩化ビニール等の生産を始め、さらに戦後逐年その生産を増強し、これに伴い多量の水銀を触媒として使用して、アセチレン系有機合成化学工業から、水銀を使用しない石油系化学工業に転換を遂げるまで、長期にわたり有機水銀化合物を含む大量の工場排水を水俣湾及びその周辺海域に垂れ流し、その間二〇〇トンを超える水銀を損失し、多くを流出して、その転換を遂げた後の昭和四三年五月、水銀を触媒とするアセトアルデヒドの生産を終焉させたのであります。

不知火海沿岸に発生した水俣病は、水俣湾及びその付近海域の魚介類が、チッソから排出された工場排水に含まれる有機水銀化合物を、食物連鎖によって取り込み、さらにその魚介類を沿岸漁民等の住民が、多量かつ長期に亘り、これを摂取したことにより発症する、有機水銀中毒による中枢神経系疾患であり、また有機水銀に曝された母体を通じて胎児にまで発症することは、今日広く知られるところであります。

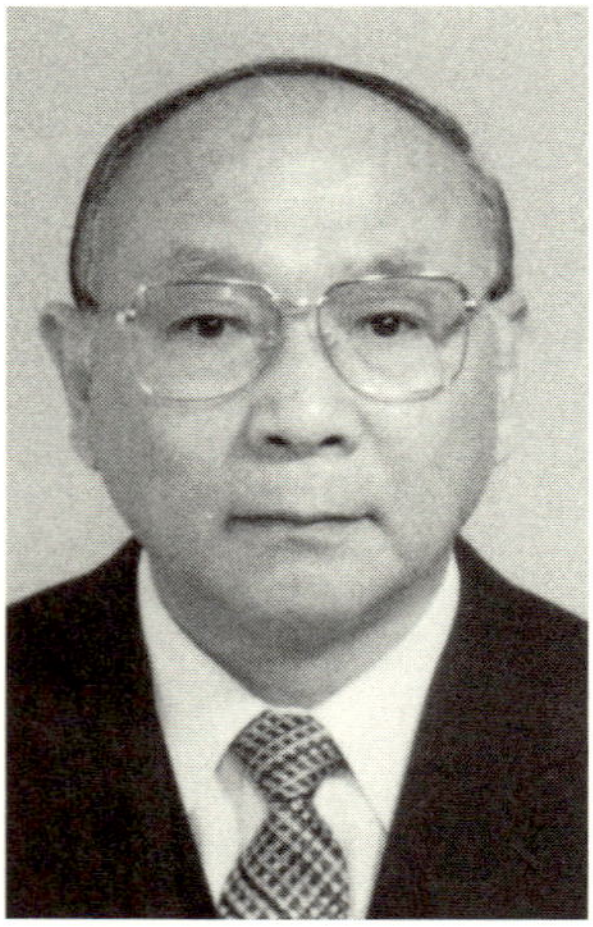

そして有機水銀中毒による中枢神経系疾患の患者は、チッソのアセトアルデヒド等の増産に伴い、戦後昭和二〇年代から増え、昭和三〇年代には激増して行ったのであります。

その病像については、主に脳の各所の細胞の破壊、脱落や末梢神経細胞の破壊などによる諸症状であり、急性劇症型、工場の労働者及び実験室内の者が、有機水銀（メチル水銀）の蒸気を吸引し或いは皮膚から人体に侵入して発症した中毒症状に共通する所謂ハンターラッセル症候群（感覚障害、運動失調、求心性視野狭窄、構音障害、難聴）の典型例、さらには有機水銀の摂取量、摂取期間、蓄積量、残留期間、人体の対抗性の強弱などにより、感覚障害、運動失調等を一つ取り上げてみても、典型例に見られない多種多様な症状の発現する慢性型、不全型などが見られるところであり、水俣病第二次訴訟第一陣判決でも摘示しております。

そして国は、昭和四六年事務次官通知により、水俣病の認定審査の基準として、「①水俣病は、魚介類に蓄積された有機水銀を経口摂取することにより起る神経疾患であって、次のような症状を呈するものであること。イ　後天性水俣病　四肢末端、口周囲のしびれ感にはじまり、言語障害、歩行障害、求心性視野狭窄、難聴などをきたすこと。また、精神障害、振戦痙攣その他の不随意運動、筋強直などをきたす例もあること。主要症状は、求心性視野狭窄、運動失調、（言語障害、歩行障害を含む。）、難聴、知覚障害であること。……②上記①の症状のうちのいずれかの症状がある場合において、当該症状のすべてが明らかに他の原因によるものであると認められる場合には水俣病の範囲に含まないが、当骸症状の発現または経過に関し魚介類に蓄積された有機水銀の経口摂取の影響が認められる場合には、他の原因がある場合であっても、これを水俣病の範囲に含むものであること。……」と指針を示しました。

ところが、国は、昭和五三年環境事務次官通知により、後天性水俣病の判断条件について、「ア　感覚障害があり、かつ、運動失調が認められること。イ　感覚障害があり、運動失調が疑われ、かつ、平衡機能障害あるいは両側性の求心性視野狭窄が認められること。ウ　感覚障害があり、両側性の求心性視野狭窄が認められ、かつ、中枢性障害を示す他の眼科又は耳鼻科の症候が認められること。エ　感覚障害があり、運動失調が疑われ、かつ、その他の症候の組合せがあることから、有機水銀の影響によるものと判断される場合であること。……」と、水俣病の認定判断を昭和四六年の判断より極めて狭隘な見解を示したのであります。

そして国は、その後、この昭和五三年の見解に固執して、水俣病に罹患している者の多くを、水俣病と認定しなかったのであります。しかしながら水俣病像は、未だ十分な解明がされてはいないものの、これまでの研究者の動物実験や有機水銀化合物に曝されて発症した人々を、現地でつぶさに多くの患者を診察、調査研究をしてきた現地医療障の専門的知見などを総合すれば、有機水銀化合物に曝された人々は、摂取量、その時間、体質などの諸要因により、強弱はあるものの、典型例に見られない、多種多様な症状を展開する全身的な諸症状を発現しているものといえます。

ところで、長年に亘るチッソの有機水銀化合物を含む排水により、水俣湾及びその周辺海域の汚穢、汚濁が進み、水質が極端に悪化して、昭和二九年頃から劇症型の水俣病患者が急増し、大量の猫の狂死が続出するなどの異常事態が生じ、沿岸住民の生命、健康を害する重大かつ深刻な異常事態が起っていましたが、国、県は、チッソが、昭和四三年五月に、水銀を触媒として使用するアセトアルデヒドの製造を停止するまで、食品衛生法や、水質保全法、工場排水規制法、漁業法、熊本県漁業調整規則など、それまでに適用し得る諸種の法令によるチッソの工場排水の排出の規制、禁止や魚介類の、採捕、販売の禁止などの適切な規制措置を取らなかったため、水俣病の被害の拡大に繋がったのであります。

国は、敗戦後の日本の復興期に欠かせないアセトアルデヒドを生産させるためとはいえ、不知火海の広域の沿岸に住む漁民等で、水俣病に罹患した者を悲惨のどん底に落としてまでも、チッソの有機水銀化合物を含む毒水である工場排水を、長年に亘って垂れ流し続けた一企業を、その排水の停止に至るまで、終始庇い続けたのであり、その責任は重大であります。

そして国、県は、このように不知火海沿岸住民の生命、健康が害される緊急事態に立ち至っていることを認識しており、このような事態の改善のために、諸種の法令を駆使してチッソの排水停止、魚介類の採捕、販売の禁止等の措置を講ずる規制権限を行使すれば、容易に事能の改善が図られる状況にあったのであるから、これらの規制をなすべき義務があり、これをしなかったのは、作為義務違反として責任を負うのは当然であります。

近くには、最高裁判所が、当時、水質保全法、工場排水規正法、熊本県漁業調整規則による適切な処置をしなかったとして、このような義務のあることを前提に、国、県の責任を肯定しておりますが、我々は、先に熊本地方裁判所水病第三次訴訟事件判決で、これらの法令による規制権限不行使も、作為義務違反の一場合として、その見解を取っていたところであります。

そして国、県が、昭和三〇年代に、さらに食品衛生法、漁業法の適用や強力な行政指導をも行って、チッソの工場排水の規制や魚介類の採捕、販売の禁止等の措置を取っておれば、確実に被害の縮小に繋がったことは明らかです。

今や、当時の水俣病に罹患された者の多くは、このような被害を受けていても適切に報われず、呻吟しながら既に他界されているものと思われます。

なお文献上、水銀を触媒とするアセトアルデヒド生成過程で、有機水銀化合物が生ずることについては、戦前から研究の結果判明していたとのことであります。

また水俣病に罹患していたかどうかを判定する際には、工場等における、有機水銀化合物の吸引や、皮膚からの侵入によることで認められたハンターラッセル症候群と、広範囲に環境が破壊され、食物連鎖による有機水銀の摂取によって発症した水俣病とは、典型例として共通する部分もありますが、水俣病は、有機水銀の摂取量、期間の長短等により、多種多様な症状を呈する慢性型、不全型のあることに十分留意すべきであります。

そして国、県、チッソは、水俣病が、前述のように裾野の広い慢性型、不全型の症状を有し、これにより心身を蝕まれた多くの人々の救済に、誠意を以って対処すべきであります。

それが水俣病事件を終焉させることに繋がるものと思われます。

国会から見た水俣病公式確認五〇年

前衆議院議員・弁護士　松野信夫

はじめに

私が衆議院議員総選挙で当選したのは、二〇〇三（平成一五）年一一月でした。それまでは熊本県弁護士会所属の弁護士としての活動が中心で、まさに水俣病はその中心でした。水俣病問題を解決しなければとの思いで、熊本で弁護士を開業することにしていましたが、また水俣病のような公害事件を通じて政治の貧困を実感して政治家を目指すことにもなりました。

弁護士に成り立てでしたが、必死の思いで福岡高裁の第二次訴訟を闘い、また国、県の責任を問うた第三次訴訟を闘ってきました。国、県の責任については、熊本地方裁判所の外、東京、京都、大阪、福岡、新潟の各地裁で国賠訴訟が提起され、活発に訴訟活動を展開していました。いわゆる関西訴訟を除いた国賠訴訟では、熊本地裁（二回）と京都地裁で患者勝訴、東京地裁と新潟地裁で患者敗訴と判断が分かれましたが、裁判所からは一貫して和解勧告がなされました。最終的には一九九五年の政府解決策に基づいて早期解決を図ることになり、その結果、約一万二〇〇〇人もの被害者が救済されることになりました。私の心の中では正直言って一段落との思いでした。

衆議院議員になっても、水俣病はさほど大きな政治的比重を占めることはなく、実施されていた水俣病総合対策事業について、毎年陳情がなされてきて予算確保を要請する程度でした。これが二〇〇四（平成一六）年一〇月一五日の最高裁判決で一変しました。

この判決を迎える前から関西訴訟原告団や弁護団などから要請も受けていて、大阪選挙区の稲見哲男衆議院議員らと一緒に民主党環境部門会議の中に水俣病プロジェクトチームを結成し、私が座長に就任していました。

国、県の責任を断罪した最高裁判決

最高裁判決では、国が、一九五九（昭和三四）年一二月末までに、水質二法に基づいて、特定水域の指定、水質基準及び特定施設の定めをし、チッソ工場廃水についての必要な措置を執ることを命ずるなどの規制権限を行使しなかったことを違法としています。また熊本県については熊本県漁業調整規則を責任の根拠にしています。

水質二法は、水俣病について最も責任を認定しやすい法律であり、いわば当然の根拠法でしょう。食品衛生法を根拠に漁獲禁止措置が執れたのではないか、という主張は熊本地方裁判所では認められていたので、これを認めなかったのは残念でしたが、それにしても水俣病の発生拡大について初めて国、県の責任を認めたものであり、極めて画期的です。

考えてみれば水俣病の公式確認は一九五六（昭和三一）年五月一日とされているので、国、県の責任確定には実に四八年もかかったことになります。これほどの長年月をかけなければ法的責任を確定することができないこと、そしてそのために被害者らが、その負担を負わなければならない不条理に暗然とする思いが強いです。

私は、最高裁判決時点では民主党衆議院議員であり、まさに地元の最大の問題として積極的に取り組むことになりました。判決直後、環境省で患者らと環境省側の交渉が行われ、小池百合子環境大臣が頭を下げました。議員でその交渉に立ち会ったのは、佐藤謙一郎氏、稲見哲男氏と私の三人でした。こうした交渉には久し振りに立ち会いましたが、昔に比べれば、被害者側も紳士的になっているなとの印象を受けました。他方小池環境大臣は真摯に反省するなどとは述べてはいたものの、被害者の立場に立って見直しをやろうという姿勢は全く感じられませんでした。

従来の枠にこだわる環境省

私が衆議院議員時代には、環境省と何度も折衝しましたが、環境省の考え方は、従来の仕組みには手をつけず、また最高裁判決の域を一歩も出ないというものでした。私は衆議院環境委員会でも小池大臣に質問をぶつけてみましたが、官僚の書いた答弁に終始するか、答弁に詰まれば官僚に答弁させました。つまりは法的責任＝損害賠償責任＝政治・行政責任であって、政治的な配慮などは感じられませんでした。

環境省の言い分としては、「国は水質二法による不作為の責任を問われたが、それは水俣病の拡大を防止できなかった責任であり、水俣病発生防止の責任を問われたわけではない。昭和五二年判断条件が誤っているとは指摘されていないし、これを修正するつもりもない。あくまで個々の原告について、国の不作為と有機水銀による健康被害との因果関係が認められ、これによる損害賠償責任が認められたに止まる」というようなものでした。

確かに最高裁判決では、通商産業大臣において、水質二法に基づく権限行使をすべきであったし、「規制権限が行使されていれば、それ以降の水俣病の被害拡大を防ぐことができたこと、ところが、実際には、その行使がされなかったために、被害が拡大する結果となったことも明らかである」とあります。これをとらえて、環境省の担当者はわざわざ私に対して「水俣病の発生責任は問われておりません」などと弁明していました。判決の文字面だけをなぞっていれば事足りるという官僚の発想から一歩も出ていない笑止の類です。

二〇〇六（平成一八）年五月一日、現地水俣市において水俣病被害者慰霊式が開催され、小池環境大臣も出席して祈りの言葉を述べました。私も出席して聞いていましたが、大臣は、被害拡大を防止できなかったことを反省すると述べたにとどまり、水俣病を引き起こした責任とは遂に言いませんでした。

熊本県は最高裁判決直後の二〇〇四（平成一六）年一一月には、熊本県としての取組の概要を明らかにしました。これは水俣病患者の社会活動支援のほか沿岸住民の健康調査や療養費支給を含むものであり、私は一定の評価を与えて良いと考えています。

これに対して環境省の対応は遅々として進みませんでした。最高裁判決から半年を経てようやく二〇〇五（平成一七）年四月七日、環境省は「今後の水俣病対策について」を明らかにしました。しかもその内容たるや、判決確定原告に医療費を支給することと、それまで実施している総合対策医療事業について、医療費やはり・きゅう施術費の全額支給を行うなどのささやかな拡充策程度でした。しかもこの施策による新保健手帳を受けるためには、公健法による認定申請を取り下げなければならないとされているため、環境省が事実上の幕引きを図っていることは明白であり、このような内容では絶対に受け入れられない旨環境省には強く申し入れましたが、環境省としてはこれが精一杯の対応だとの回答でした。

環境省は、当初、最高裁判決を得た勝訴原告ですら水俣病とは認めませんでした。最高裁判決では病像論については単に原審（大阪高裁）の判断は是認できるとして踏み込んだ判断は示されていません。そうなると大阪高裁の判断が問題となりますが、同高裁は、本件は不法行為に基づく損害賠償請求事件ですから、公健法による認定要件を定めた昭和五二年判断条件とは別個のものとなるとし、また名称も「水俣病」ではなく「メチル水銀中毒症」という言葉にこだわっていました。環境省もこれに悪のりして、要するに公健法で認定された者以外は「水俣病」とは認めない姿勢を示し続け、各方面から批判を浴びたし、私も追及していました。

前記四月七日付けの「今後の水俣病対策について」では「すべての水俣病被害者」との文言があったので、私は政府に対して正式に質問主意書を提出して、四月二二日付けで答弁書をもらいました。この答弁書によって、公健法の認定者以外の「総合対策医療事業の対象者、判決確定原告、保健手帳対象者」も幅広く「水俣病被害者」とされることになりました。また衆議院環境委員会における質疑の中でもこの点を確認しており、ようやく「水俣病被害者」としての名称を使用するようになったので、ささやかながら一歩前進はしています。

水俣病の国会決議

四月二五日の衆議院本会議において、水俣病公式確認五〇年に合わせた決議を全会一致で採択しました。その後参議院でも同様な決議を採択しています。こうした国会決議は水俣病については初めてのことであり、これ自体は評価できるものの、決議案の表題は「水俣病公式確認五十年に当たり、悲惨な公害を繰り返さないことを誓約する決議案」であり、この表題からして、被害者の救済というよりもむしろ再発防止に向けた決意のようなものになっています。

私は二〇〇五（平成一七）年九月の総選挙で落選したので、現職の衆議院議員ではないものの、この決議文作成に当たった民主党議員に対して当初の自民党案に対する修正を要請し、結局のところ、当初の与党案をベースに民主党側からいくつかの修正要求を行って最終案に落ち着きました。修正要求については、私もかなりの程度注文をつけ、一部は取り上げてもらい、一部はかたくなに拒否されました。

私は、もともと水俣病問題は単に被害者の生命健康の問題にとどまるものではなく、地域社会の分断亀裂もあるなど、いわばありとあらゆる被害が生じたという点を入れてほしかったので、この点を強く要求しましたが、結局、与党側から拒否され実現しませんでした。せめてものという意味で「すべての水俣病被害者が地域社会の理解の中で健やかで安心な暮らしを送れるよう」

という表現になりました。当初は、単に「地域社会の中で」という案であったものが、「地域社会の理解の中で」というように修正させ、多少なりとも「もやいなおし」が進む水俣の実情に近づけたつもりでした。また政府に対し、関西訴訟最高裁判決を厳粛に受け止め、「水俣病対策を着実、かつ、総合的に実施すべき」と要請してますが、これも「総合的に」というものは民主党からの要請で挿入させたものでした。これは医療その他の対策をさせようという意図からです。

私も民主党も強く求めたのが「被害全容の調査解明」という点でしたが、これはどうしてもダメだと拒否されました。これが一番残念でした。与党の背後には環境省がいて、これを入れさせなかったものでしょう。

要するに被害の全容を解明しないで被害の救済もあり得ないはずですが、環境省としては、被害者の救済という雰囲気があるものは全てお断りというものなのでしょう。あまりにもかたくなで、せっかくの公式発見五〇年の決議にしては、環境省のお粗末振りが透けて見える気がします。

むすびにかえて

環境省のお粗末振りはその後も続いています。環境大臣の私的諮問機関「水俣病問題懇談会」は認定基準にも踏み込んで提言をまとめようとしていますが、この提言案について環境省が四〇カ所も書き直しを要請しています。

その結末は未だ明確ではありませんが、こうした折に被害者側に立つ国会議員がいないことが何より残念です。まともな議員がいて、こうした環境省のお粗末振りを厳しく糾弾していれば、今回のような横暴は許されなかったはずです。

いままさにすべての水俣病被害者に対する新たな救済策を構築する時期に来ていますが、今の国会情勢では、巨大与党であるし、野党の中にも一生懸命取り組む議員は乏しいのが実情であり、政治的にはなかなか厳しいのです。しかしせめて九五年の政府解決策を踏まえつつも、加害者に転じた国、県がどのような償いを果たすのか、そのためには村山総理談話以上のものが必要であろうし、水俣病の全容解明に向けた地域住民の健康調査は欠かせません。そのうえですべての水俣病被害者に対する医療費、各種手当てを含めた賠償を実行させなければなりません。

そのためには苦難の道があろうとも、また多少の時間がかかろうとも今度こそ安易に幕引きにならぬよう取り組んでいかなければなりません。私の水俣病の闘いはまだまだ続けます。環境省が現在考えるような曖昧な幕引き解決では、公式確認五〇年を迎えた衆・参両院での国会決議にもあるような、水俣病の経験を世界に発信していくことは恥ずかしくてとうていできないからです。

国策をバックにしたチッソの企業活動

ノーモア・ミナマタ環境賞選考委員長・大阪大学大学院教授　猪飼隆明

こんにちは。猪飼です。

ノーモア・ミナマタ環境賞の審査委員長をこの一〇年間やらせていただきました。みなさんのお話をうけて、好きなことを話してくれ、というのが私への注文でした。そこで、思いつく二、三のことをお話ししたいと思います。

現在の日本は、世界有数の資本主義国なのですが、振り返ってみますと、日本で本格的な資本主義というのができてから、高々一世紀しか経っていないのですね。私たちは、工業機械を創る大本になる旋盤生産の成功をもって産業革命終了の指標にしているのですが、池貝鉄工所が、その旋盤の生産に成功するのが日露戦争ただ中の一九〇五（明治三八）年のことです。そして、日本の技術を総動員して、呉海軍工廠が装甲巡洋艦筑波（一万三七五〇トン、二〇・五ノット、国産一二インチ砲——火砲技術自立の基点——を装備）を造ったのが一九〇七年なのですね。以来僅か一世紀しか経っていません。資本主義の故郷イギリスにおける産業革命が一七六〇年代から

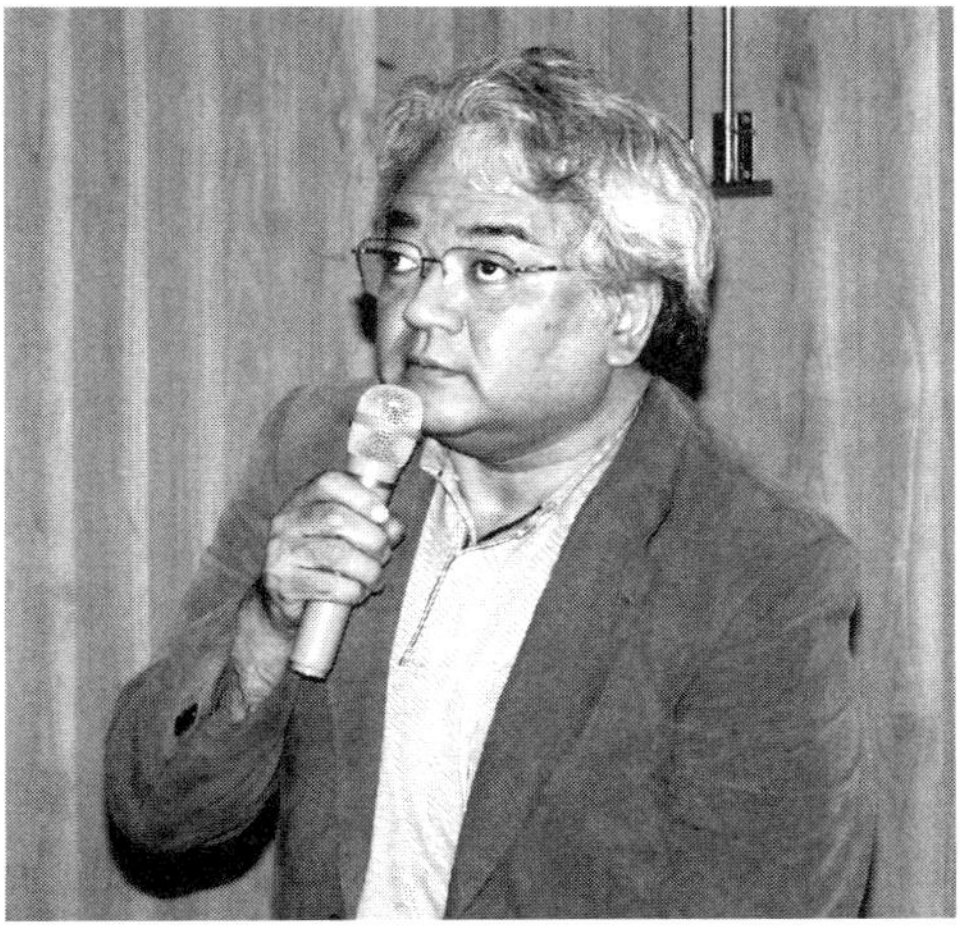

八〇年代にかけてであることを考えますと、一二〇年余りも遅れて日本に資本主義ができたのです。しかし、その後の一世紀の間に、日本資本主義は急速に成長しました。日本社会も大きく変わりました。そして、アメリカやイギリスなど欧米の資本主義と肩を並べる、いや、むしろそれを凌駕するような資本主義ができているのですね。

考えてみると相当な無理をして、日本の資本主義はつくられてきたということでもあるわけですが、そのつくられ方には次のような特徴がありました。旧幕時代（江戸時代）に地道に成長してきた経済（綿業を中心に多くの部門でマニファクチュアにまで成長していた）を基礎に、下（民間）の資本主義の成長を待つのではなく、国家（政府）の手によって直接に、そして大急ぎで育成されてきたのです。例えば三井・三菱・安田・住友・第一といった、この一世紀の間日本資本主義をリードしてきた大企業は、もともと政商資本といって、政府の特別の保護を受けて成長してきた資本なのです。それらはみな、金融資本（銀行）をその中心に据えてその周囲にさまざまな企業を衛星のようにしたがえる、いわゆるコンツェルンを形成してきたことは周知のことでしょう。

これらの老舗に対して、第一次世界大戦後に急成長してきた新興資本があります。戦争でヨーロッパからの輸入が途絶えた染料などの化学工業や、これまた戦争のために世界的にその不足を訴えた船舶や鉄鋼の生産です。民間の造船業・鉄工業が発展し、海運業なども急成長して、船成金が生まれたことなどは、高校の教科書などで、でっぷりと太った親父が料亭の玄関で札束に火をつけて明かりにして靴を探すといった風刺画とともに、記憶されている方も多いと思います。ともあれ、この戦争のなかで生まれた新興企業の多くは、その後も日本の戦争政策と結びついて成長していくのです。

ところで、多くの企業が生まれ育ち、また消滅していますが、企業はすべからく公害を出したり、あるいは住民を犠牲にするような生産活動をしてきたかというと、そうではありません。歴史をずっと見てみますと、例えば政府の国策あるいは戦争政策と結びついた企業の場合、例えばその雇用している労働者に対しても、周辺の住民や環境に対しても無頓着にというか平気で有害な行為を行ってくる傾向が強かったと言えるでしょう。とりわけ人命軽視の企業活動と言えるような事態が行われる傾向にあったといえるでしょう。日本の場合、先に述べましたように、国家と結びつきながら資本主義が成長してきましたから、一般にそのような傾向は多いのですが、そこに経営者の資質が加わって、とんでもない罪悪が生まれるのだと思うのです。この場合、国家と企業というのは、本質的に同罪なのですね。

さて、日本チッソの操業は、一九〇八（明治四一）年ですけれども、アセトアルデヒドの生産が開始されるのは一九三二（昭和七）年です。その前年の一九三一年から一五年戦争が始まります。一五年戦争が始まって、その戦争政策の中で、政府は肥料の増産を奨励しますが、チッソはその政府の支援をうけて、鼓舞されながら生産活動をおこなってきたのです。

一九四一年に、面白い調査がありました。太平洋戦争直前の、一九四一（昭和一六）年九月四日付の『九州新聞』に、「なぜ天草は世界一の健康地か」と題する記事が載りました。どのようにして、「世界一の健康地」と認定されたのか、それは定かではありませんが、ともかく、その秘密を探るべく、大阪大学の笠井小児科教室の巽博士ら一行が天草の大道村をはじめ、御所浦・富岡・宮田・本渡・阿村の二町四か村の六ヶ所を抽出して調査を行ったというのです。巽博士は、その結果について新聞で次のよう述べています。すなわち、この地の住民の「健康の最大原因」とみられるのは、「先ず乳幼児の母胎となる母親の身体が第一健康そのものであり」、母親の健康の源は、よく働くことと小魚をふんだんに食することにあり、これが乳幼児に引き継がれて、さまざまな細菌に対して「滅法に抵抗力が強い」身体ができあがったのだろう、というのです。御所浦等だけではなく、この不知火海の周辺に住むほとんどの漁民・住民にも同じことが言えることでしょう。

かつての日本国民の生活から考えれば、当たり前みたいな報告なんですが、わざわざ大阪大学の医学部の先生たちがやってきて、調査をしての結果なんですね。これを『九州新聞』という新聞は報道していました。

ところが、皮肉なことに、その調査が行われた年、一九四一年に、実は後々に熊本大学の研究班の発表（一九七二年）で分かることなのですが、水俣病がもう発生していたのです。チッソは、自らの企業活動が、周辺住民に深刻な健康被害を与えていることについてすでに知っていたのです。知っていたから、四三年には漁業交渉をやり、僅かですが補償するわけです。つまり自分たちはその生産活動によって環境を破壊して、漁業にも犠牲を強いているのだということを、それなりに知っているわけです。知っているからこそ、漁業補償をして、あとは何も言うなということを約束させる。つまり、生産活動を被害が起きないように中止するか、修正するということをしないまま続行してきたのです。

チッソは戦争の最後に、空襲を受けて破壊されますが、戦後の復興も、政府の国策ときちっと結びついて行われるのです。この食糧増産にあわせて、肥料の増産が奨励されますが、それにたいして政府は積極的に融資をするのです。傾斜生産方式といって、とりわけ大事だと国が判断した企業活動に対して融資をする。その対象の一つがチッソでした。

戦後の日本は、アジアの人たち二〇〇〇万人を殺害し、自国民三四〇万人を犠牲にして遂行した侵略戦争に対する深い反省から、その思いを日本国憲法や教育基本法・労働基準法といった法体系にこめて、新たに出発しました。しかし、チッソは、戦争政策と結びついて行ってきた企業活動に対して一切の反省も行わないまま、企業活動を再開したのです。政府の後押しをうけながら。そして、有機水銀を美しい不知火海に垂れ流し続けたのです。政府は、当面の国策にとって必要だという限りで、その企業を支援し、企業は国家をバックにしているから横柄に環境を破壊し、人命をも犠牲にしてきたと思うのですね。

企業は、本来ならば自分たちの生産活動が環境に対してどういう結果を生み出すのかということについて、独自にあらかじめ調査をして、それを細心の注意を払うというのは当たり前のことなのですが、国との関係において、そういう力を得ているということが、そういうことをさせない一つの大きな原因になったのではないかと思うのです。チッソは、植民地朝鮮にも進出しています。一九二五年に第一期工事を始め、一九二九（昭和四）年に第二期工事を、という具合に豊かな天然資源と安価な労働力を目当てに、広大な興南工場を建設しました。通例、生産活動をするには、まずパイロット生産をやって、周りにどういうような結果や影響が出てくるかというのを見さだめてから、スケールアップして本生産をするのですが、「朝鮮というのは良いところだ、そんなこと何一つする必要がないのだ」などと、当事者が話しているのです。つまり、最初からそういう環境破壊などが起きることを承知の上で、生産活動を行ってきたのです。そうした企業精神は、植民地朝鮮だけのことではなく、日本の国内でもそうだったわけですね。

水俣病訴訟は、このような企業とそれをバックアップしてきた国を相手に、司法の場で闘われてきたのです。

ところで、社会科学を研究していますす私たちの議論でいいますと、司法、裁判所というのはですね、権力を構成する要素の一つなのですね。警察と裁判所と並べて言います。ですから、公害を引き起こした当該企業も国も、司法に頼り、司法から自分たちの都合の良い判決を導き出して、公害で苦しんでいる人たちの闘いを抑えようとするのです。つまり司法には、国家も企業も期待しているわけですね。ですから、司法を住民の側、被害者の側に立たせるためには、それだけの努力が必要なのです。裁判所は被害者が納得できる判決を出さないのですね。これは企業の公害についてのことだけではありません。私たち歴史家や教育者が関わってきた教科書裁判でも同じことが言えます。いわゆる家永訴訟です。長い長い闘いをやって、杉本判決なんていうすばらしい判決をひき出したりしたことがあります。

ともかく、そういうことを絶えずやらないと、良い判決は生まれないんです。その点、私はこの水俣病の裁判に、ずっと支援する立場で関わってきて思うのは、やっぱり必要なことは何でもやらなければならないと言うことだと思うのです。いろんな人の協力が必要です。何よりも、原告の人たちの、あきらめない闘いが、肝心であることは言うまでもありません。ここに、藤野先生がおられますが、藤野先生や原田正純先生、上妻四郎先生など多くの医師が一生懸命関わって、献身的に住民の検診を繰りかえし、病像を明らかにしていくような闘いをやってこられた。それから、もちろん弁護士と、あるいは法律家の人たちが、それが法律論でもってどこまでやれるかということをやった。また私たちなども加わりながら、さまざまに創意ある活動をやってこられた、これが水俣病訴訟のこれまでの成果を生んできたのだと思うのです。法とか、裁判所の姿勢だとかというものも、これは一回確定したら、それで終わるということでは絶対にあり得ません。それはそれを支える大きな力が絶えず作り上げられなかったら駄目なのです。だから、私たちみたいな歴史学をやっている人間は、歴史学の立場で応援できないかと思いましたし、そういうような力を動員するという幅の広い創意ある運動にならないと、この新たな訴訟運動は勝利できないだろうと思います。この大きな裁判ですが、皆さんと共に、我々も頑張っていきたいと思います。終わります。

ノーモア・ミナマタ国賠等訴訟について

ノーモア・ミナマタ訴訟弁護団長・弁護士　園田昭人

一　二〇〇五年一〇月三日、五〇名の被害者は、チッソ、国、熊本県を被告として損害賠償を求める訴訟を熊本地方裁判所に提起しました。さらに、被害者は次々に追加提訴を行い、本年五月までに一〇〇〇人を超える大原告団となりました。私たちは、二度と水俣病のような悲惨な公害被害を起こさせてはならないとの決意を込めて、この訴訟を「ノーモア・ミナマタ国賠等訴訟」と名付けました。

二　一昨年一〇月の水俣病関西訴訟最高裁判決後、認定申請者が急増しています。熊本、鹿児島両県の認定申請者数は、約四〇〇〇人です。一九九五年の政府解決策の医療手帳対象者が約一万人でしたが、まだまだ多数の未救済の被害者がいることを示しています。行政認定基準よりも広く水俣病と認める司法判断が確定したことで、被害者は、今度こそ行政認定基準が改められ救済されると期待して、認定申請をしたのです。

三　しかし、環境省は認定基準を改めようとしていません。最高裁判決は、昭和五二年（一九七七年）判断条件を直接否定していないというのがその理由です。国、熊本県は、昭和五二年（一九七七年）判断条件に該当しなければ水俣病でないとしてきました。これを最高裁判決ははっきり否定したのです。それでも改めないということは、司法判断を軽視しているということです。このような環境省の態度については、環境大臣の水俣病に係る懇談会の委員の多数からも批判する意見が出されています。

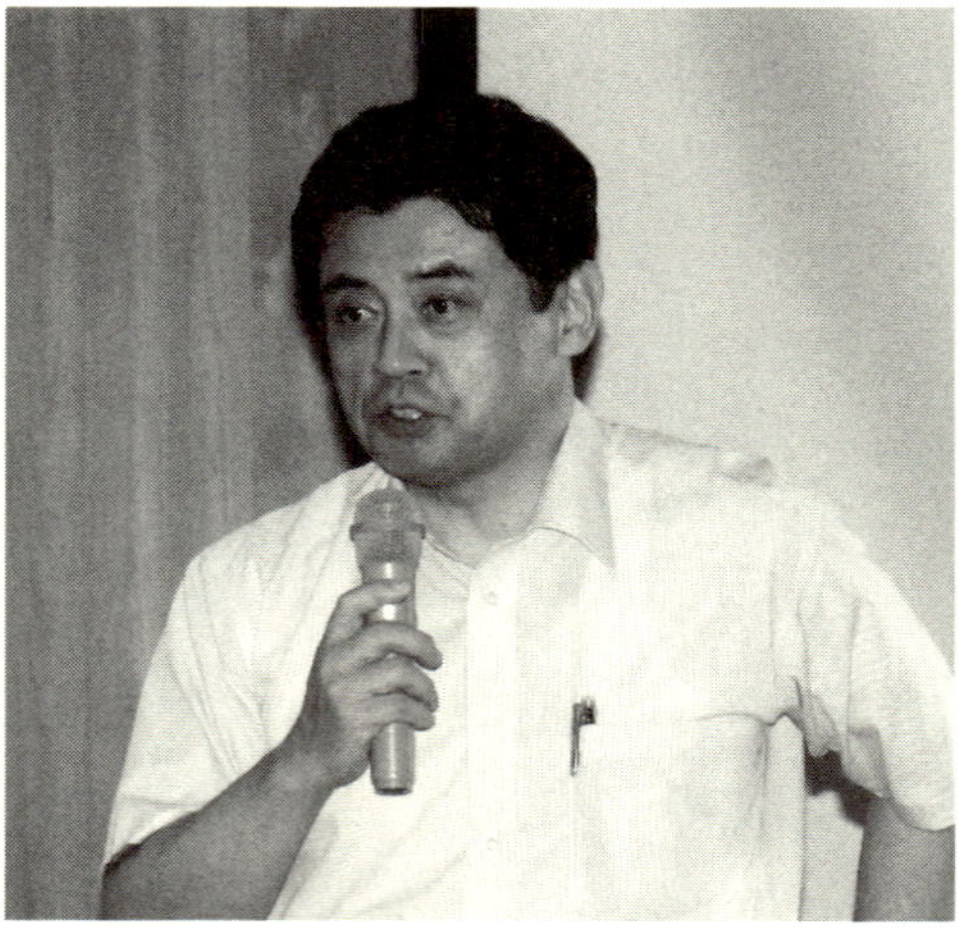

被害者が昭和五二年（一九七七年）判断条件にどれだけ苦しめられてきたか環境省は全く理解しようとしません。昭和五二年（一九七七年）判断条件は、ほとんどの申請者を水俣病ではないとして切り捨てるものです。逆に言えば、補償協定に基づくチッソの支払いをできるだけ少なくしようとするもので、チッソを救済するためのものです。

昭和五二年（一九七七年）判断条件は、疫学を軽視し、藤野医師らの桂島の研究などは無視し、患者の言うことは信用できないと決めてかかり、権威者しか正しく判断できない言わんばかりのものです。日本精神神経学会も間違いであると批判しています。最高裁判決が認定基準を否定したことは当然のことといえます。

四　最高裁判決後、認定審査会は開かれていません。委員の引き受け手がいないというのがその原因です。これまで環境省に協力してきた学者・医師からも協力を拒まれているのが現状です。いったい、国および熊本県は、四〇〇〇人を超える申請者をどうするつもりなのでしょうか。当初、認定患者という言葉は、見舞金を受領できる人をさしていました。そして、その判定者の中にチッソも入っていたのです。最高裁判決により、今や国、熊本県も加害者であることが確定しました。加害者が被害者を選別する制度、しかも狭い基準による選別では被害者は納得しません。私は、この不合理さ故に、認定審査会の委員の引き受け手がいないのだと考えます。

五　最高裁判決後、環境省は、新保健手帳なる制度を開始しました。しかし、これは医療費を補助するものに過ぎず、場当たり的で不十分なものです。これは、認定申請の取り下げ、裁判しないことを条件としていますが、申請者は四〇〇〇人、提訴者は一〇〇〇人を超えています。

最近になって、熊本県は政府解決策による解決を提案しました。一九九五年の政府解決策は、最高裁判決前のものであり、現段階では不十分なものです。政府解決策は、行政の責任を前提としていませんし、水俣病と認めておらず、一時金はあるものの補償内容も不十分です。不十分な解決策では全面的終局的解決ができないことは、水俣病五〇年の歴史が教えています。私たち原告団および弁護団は、先ほどの一〇〇〇人集会で、受け入れないことを総意で決定しました。

六　私たちは、あくまでも裁判所での解決を目指します。それは、裁判所が被害者の味方だからではありません。裁判所は、双方の主張を聞き、証拠に基づき判断する公正な機関です。水俣病の被害、事実を証拠に基づき判断すれば、被害者が主張するところが正しいことから、被害者側が勝利してきたのです。裁判所では、被害者は行政と対等になれるのです。

行政は、被害者を救済する側ではなく、切り捨てる側に立ってきました。一九五九年一二月の見舞金契約のとき、一九六九年の厚生省・水俣病補償処理委員会の設置のときもそうでした。そして今、司法判断が確定したのにそれを踏まえた根本的解決策を示さない環境省の態度にその本質が明確に現れています。行政は、チッソの防波堤になってきたと言っても過言ではありません。だからこそ、最高裁判決は、国、熊本県の国賠責任を認めたのです。

患者の権利を認めてきたのは裁判所であり、行政は、被害者の勝訴等の後に場当たり的な対策を取ってきただけです。一〇〇〇人を超える原告が提訴したのは、裁判所に対する期待が大きいからです。

七　しかし、司法の場で解決するにしても、あまりに期間がかかりすぎれば、救済の意味は大幅に失われます。司法制度改革の中で「利用しやすい司法」が目指されていますが、解決がいつになるか分からないようなことでは利用しやすい司法とはいえません。最高裁判決、そのほか多数の判決がある水俣病国賠訴訟では、それを生かすことにより早期の解決が図れるはずです。行政の責任は確定しました。病像についても第二次訴訟福岡高裁判決および最高裁判決（大阪高裁判決）で決着済みです。第三次訴訟における福岡高裁での三一回の和解協議の実例もあるのですから、その経験を生かすべきです。

司法救済制度による解決が望まれます。司法救済制度は、最高裁判決等の判決を基準に据えた裁判所の所見に基づく協議により、早期の解決を図るものです。

ノーモア・ミナマタ国賠等訴訟では、最高裁判決、これまでの司法判断、経験を十分に生かし、早期に全面解決を図ることが求められます。いわば、水俣病問題における司法の役割の総決算といえるのではないでしょうか。

私たち原告団および弁護団は、諸先輩の闘いに学び、司法が果たした重要な役割を踏まえ、すべての被害者の救済につながる解決を目指す決意です。

ノーモア・ミナマタ国賠訴訟を起こして

ノーモア・ミナマタ訴訟原告団長　大石利生

ノーモア・ミナマタ国賠訴訟原告団団長の大石利生です。

初めてこの様な場に出席させていただきまして、水俣病発生から、また患者の被害者としての補償要求の闘いに立ち上がるまでの苦悩の歴史、現場でささえ、指導をしてこられた弁護団や医師団の闘い、そして裁判官として自分の中での悩み、苦しみ、判断をされるまでのことを聞かせていただきました。また、その闘いを支えてきた多くの支援者の方々の苦労を聞かせてもらい、今後の自分たちの闘いの教訓としなければならないと痛感しました。

私達は、昨年二月に不知火患者会を設立して会員数は一六〇〇名を越え、一〇月三日には第一陣五〇名の原告が熊本地裁に提訴し、一一月一四日に二陣五〇四人、一二月一九日に三陣一三六人、今年二月二二日に四陣一八六名、四月一七日には五陣一五二名が提訴し、現在の原告は一〇二八名になっています。まだ多くの裁判希望者がいます。

水俣病公式発見から五〇年が経ち、最高裁で国の加害責任が確定したなか、総理大臣談話、国

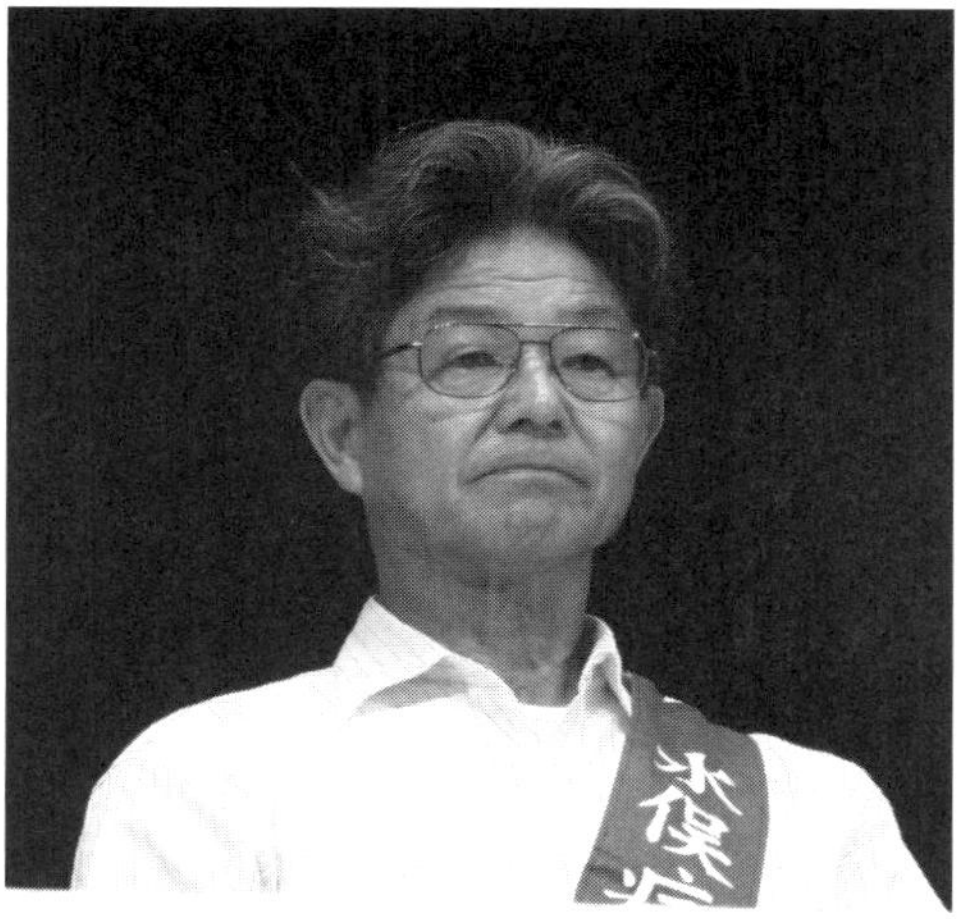

会決議が発表されましたが、何一つ患者救済にはふれていませんでした。まだ一度も水俣病は解決されていないのに、「二度と再びこの様な悲惨な公害を起こさないように世界向かって発信する」などと、どうして言えるのでしょうか。

馬奈木昭雄水俣病訴訟弁護団副団長が発言された、国が発表している「一定の安全基準値」とはいったい何なのでしょうか。「基準値は安全値ではない絶対危険値であること」などと、いろいろ話を聞く中、そのなかでやはり一つや二つ、ああこれはと思ったことがありました。というのは、水俣病の闘いをしている私たちノーモア・ミナマタの原告団、不知火患者会の闘いが世界中で闘っている公害被害者の救済に寄与するんだということをひとつ確信いたしました。そのためにはどんな困難なことがあっても私たちは闘いを続け、正当な闘い、今日も集会の場で発言しましたが、正義の闘いとしてやっていくことに一段と確信が持てたことです。

加害責任が明確になっているなかどうして被害者が救済されないのでしょうか。行政は五〇年間何をしてきたのでしょうか。昨年の全国公害被害者総行動のとき、環境省で質問したことと全く同じ質問をしなければならなかったのは、環境省がこの一年間何もしなかったことの現れであると思います。本当に公害の被害者と思うなら、何らかの進展はあってもいいのではないのでしょうか。私は職員に向かって、「あなた達はこの一年間何をしてきたのか、医師の資格を持っている人もいると聞いているが、あなた達には人間としての心があるのか」とまで問いつめました。何も答えてはもらえませんでした。

企業や行政を相手にして闘っていくには、他人任せではいけないのです。裁判のときは裁判所に出向き、集会があるときには集会に参加して、被害者である患者一人ひとりが被害の実情を訴えなければならないと思います。そのような行動を全国の公害患者の人たちが、不知火患者会の動きを注目していると思います。そういう面では、今日の一〇〇〇人集会にどれだけの方々が結集するのか、一週間前は心配で全国公害被害者総行動に参加のため東京にいながら、東京からも電話をしたり、参加予定だった事務局長は現地に残り、各地の皆さんに参加の呼びかけをしました。

今日の集会に参加される方々を会場入り口で出迎えに立ったときに、私は今日の集会は成功だと確信いたしました。一一〇〇人を超える人たちを壇上から皆さんの姿を見たときに、これで一つ全国の公害患者の方の期待にこたえることができたと思いました。今日の集会成功のため、多くの方々の協力に支えられて今日の集会ができたことを、この場を借りてお礼申し上げます。本当に有難うございました。

『今、なぜ私たちが認定申請をしているのか？』ということについて述べます。

これまでに申請をしなかった理由として……

①認定の方法を知らなかった。
②子供の結婚や就職などに水俣病をめぐる差別を恐れ申請できなかった
③水俣病の症状がどんなものか知らなかった。

では『今、なぜ裁判に訴えたのか？』については、
①現在の申請者の症状は、平成七年に政府解決時に救済された人たちと変わらないし、現行の認定申請基準を当てはめても、認定される人たちがいる中で、国は抜本的な解決策を示さなかった。
②水俣病ではないことを前提として、また認定申請をしないことを条件として保健手帳の交付を行った。
③救済の手を上げる時期が違っただけで、その救済内容に違いがあるのは納得できない。

水俣病患者として、いろいろな方達との出会いにより、今まだ知りえなかったことに遭遇しました。多くの方々の英知を仰ぎながら、「司法救済制度の確立」、「不知火海沿岸住民の健康調査および環境調査の実施」全ての水俣病患者の救済のために、全国で闘っている公害患者団体、これまで長期間にわたり水俣病の闘いを経験された、先人の方々の貴重な教訓を教わりながら闘いを続けて、恩返しができる成果を得る日までがんばります。よろしくお願いいたします。

環境省はどこを向いているか

水俣病被害者の会全国連絡会事務局長　中山裕二

「環境省が修正要求」「水俣病懇談会混迷深まる」など、本年七月一三日付各紙朝刊が報じています。

ここでいう水俣病懇談会とは、小池百合子環境大臣の私的懇談会として二〇〇五年五月に設置された「水俣病問題に係る懇談会」（座長・有馬朗人元文相）（以下、懇談会）のことです。懇談会が取りまとめようとしている「提言」になぜ環境省が修正要求なのか、考えてみたいと思います。

第一回懇談会で少し長い引用になりますが小池大臣は次のように述べています。

「水俣病について……、環境庁ができたきっかけ、原点でございます。また来年はちょうど公式確認から五〇年の節目の年を迎えるわけでございまして、まさに我が国の公害問題、そして環境問題の原点である水俣病の歴史的な背景、社会的な背景をきっちりと検証をし、総括をしていく必要があるのではないかということから、この懇談会を設けさせていただいたわけでございます。何よりもこういった過ちを二度と繰り返さないためにはどうすべきなのか、そしてまた、その水俣病が抱えてきた失敗の本質は一体どういうものなのか、これをさまざまな切り口から検証して、さらに将来に活かしていくために、環境大臣の私的懇談会としてこの懇談会を開催させていただくことになったわけでございます」

「また、委員には、これまで水俣病問題にかかわってこられた皆様方、それから客観的に日本の行政の在り方などについて分析・評論などを加えてこられた皆様方に参画いただいておりま す。水俣病という大きな問題の社会的、歴史的な検証をしていただくには、ふさわしい皆様方に御参画いただいたものと感じているところでございます」

座長となった有馬氏は「将来に対するきちっとした方策をもしできれば、御進言申し上げたいと私は考えた次第です」と述べました。

ところが、患者救済制度の抜本的な見直しなど議論がすすんできた昨年秋ごろから、環境省が自由な議論を保障し人選にも心を砕いたはずの懇談会に対し、事務次官を先頭に制限的な動きが目立ち始めました。

報道によれば、現行の補償・救済制度を善としない委員側は特別立法など新たな恒久的制度が必要という認識をもっているとされています。懇談会がなぜこのような認識を持つに至ったのでしょうか。

もともと水俣病に限らず、多くの社会的問題に深い見識をお持ちの委員のみなさんですが、何よりも被害の甚大さを目の当たりにされたからではないでしょうか。昨夏には水俣市で患者団体などのヒアリングをされましたが、現実の問題として認定申請をしている住民は、四一〇〇名を超え、医療費のみの救済をする「新保健手帳」についても四五〇〇人を超えました。最高裁判決以降、この二年足らずの期間に、一万人近い住民が新たに救済を求める事態になっているのです。しかも五〇歳前後、つまり水俣病が公式確認された時期に生まれた人たちが多数を占めているのが特徴です。この世代まで救済されなければ、量的な救済は完遂できないと思います。

さらに昨年一〇月のノーモア・ミナマタ訴訟の提起がありました。公式発見から五〇年を経てなお裁判をしなければ救済されない被害者のおかれた状況です。本来、認定制度がふさわしい認定基準のもとで正常に運用されていれば、裁判は必要ありません。ところが、熊本、鹿児島両県の認定審査会は委員の任命すらできず、水俣病かどうかを判断して救済するという認定制度の根幹が機能していません。これにたまらず、いまや一〇〇〇名を超える被害者が原告となって闘っているのです。

このほかにも、今年二月新しく水俣市長に当選した宮本勝彬氏による水俣病の取組の前進や産業廃棄物最終処分場建設をめぐる反対運動の大きな盛り上がりなどがありました。

この事態に環境省は、なんら有効な対策を示し得ていません。それどころか、認定制度が機能していないことと同様に、環境省自身が思考停止状態にあるといっても過言ではありません。

懇談会にはこのような状況の中だからこそ、総括とともに新たな対策についての提言をすることを強く求められています。多くの水俣病被害者、関係住民ひいては国民的が期待しています。

ところが提言起草作業は中断したままと報道されています。「環境省は強く反発」したために

「取りまとめの最終会合は白紙になり起草作業も停止した」（七月一三日西日本新聞）からです。しかもこれまでにできている草案に対し「環境省が四〇ヵ所もの修正や削除を求めている」（七月一三日熊本日日新聞）というのです。

自らが選んだ委員による提言を出すことにすら反対する異常事態です。最高裁判決後、今に至る時間は、私たちが水俣病についてもう一度考え、議論をするためにあるはずです。そして、水俣病についての深い総括をすべきときです。

環境省が機能を停止しているなかで、懇談会の役割はきわめて大きいものがあります。委員のみなさんにはぜひ原則的な議論と提言を期待したいと思います。それが、五〇年を経た時代に生きる私たちの責任であると思うからです。

水俣に、産廃はいらない！

水俣病訴訟弁護団事務局長　森　徳和

一　明るみに出た産廃処分場計画

平成一六（二〇〇四）年三月、水俣市の広報に産業廃棄物最終処分場（以下「産廃処分場」）計画に関する環境影響評価（アセスメント）の方法書が掲載されました。水俣市民は、初めて産廃処分場計画を知りました。

上記方法書によれば、産廃処分場計画は、水俣市長崎の山林九五万二〇〇〇平方メートルの敷地に、埋立容量一九六万立方メートル、埋立期間二〇年の安定型処分場、埋立容量二〇三万立方メートル、埋立期間一五年の管理型処分場をそれぞれ建設するという内容です。産廃処分場近くを流れる湯出川が水道水源に注ぐことから、水質汚染を懸念する住民グループが反対運動を開始しました。「水俣の命と水を守る市民の会」は、約二万人の反対署名を集めて熊本県に提出し、水俣市議会も反対請願を採択しました。

「公害の原点」水俣病を経験した水俣市民は、水俣病公式発見から五〇年目を迎えようとしていました。産廃処分場計画は、水俣病が残した負の遺産に、新たな負の遺産を重ねる問題です。

二　水俣湾の汚泥処理問題

チッソ株式会社水俣工場は、昭和七（一九三二）年からアセトアルデヒドの製造を始め、アセトアルデヒド酢酸設備内で触媒として使用されてきた大量の水銀が、約四〇年間にわたって水俣湾内に排出されました。堆積した水銀量は、約七〇〜一五〇トンともそれ以上ともいわれ、水銀を含む汚泥（ヘドロ）層は湾奥部で四メートルにも及び、その面積は二〇九・二ヘクタールに達していました。

水俣湾内には、チッソ株式会社水俣工場がアセトアルデヒドの生産を止めた昭和四三（一九六八）年以降も、国が定めた魚介類の水銀の暫定的価値を超える魚介類が生息していました。そのため、水俣湾内に堆積した汚泥処理が緊急の課題となったのです。

熊本県は、総水銀濃度二五ｐｐｍ以上の汚泥を浚渫により除去して、埋立地を作ってその中に封じ込める水俣湾環境復元事業を計画しました。昭和五一（一九七六）年一〇月から準備工事が開始され、平成二（一九九〇）年三月に事業は完了しました。埋立区域の処理面積は五八万二〇〇〇平方メートル、処理汚泥量は七二万六〇〇〇立方メートル、浚渫区域の処理面積は一五一万平方メートル、処理汚泥量は七八万四〇〇〇立方メートルに及び、合計一五一万立方メートルの汚泥が処理されました(注1)。

水銀を含む汚泥が浚渫・埋立てされた結果、福島譲二熊本県知事は、平成九(一九九七)年七月、安全宣言を行い仕切り網の全面撤去を行いました。

ところが、平成一六(二〇〇四)年及び平成一七(二〇〇五)年に実施された水俣湾の魚類水銀調査では、カサゴから国の暫定規制値〇・三ppmを越えるメチル水銀が検出された。そこで、年一回の調査を二回に増やし、原因を探る捕獲調査が続けられています(注2)。

水俣湾の埋立地には、現在も大量の水銀を含む汚泥が眠っています。埋立地は、周囲を護岸(鋼矢板セル)で取り囲み、水銀を含む汚泥の上に、被覆シート、上置土(シラス)、被覆土(山土)を順番に重ねた簡単な構造になっています。そのため、海水による護岸(鋼矢板セル)の腐食、被覆シートの劣化による破断、地震・津波の自然災害による埋立地の損壊など、様々なリスクに十分に対処する対策は施されていません。

熊本県環境センターの藤木素士館長は、「埋め立て地は今も年数十センチ沈下しており、自然公園として残したい。また海域を遮断する護岸(鋼矢板セル=鉄板)の耐用年数は約五〇年。既に約一〇年が経過しており、水俣病問題が風化する前に、次の手当てをしておくべきだ」と問題点を指摘しています(注3)。しかし、このような指摘を正面から受け止めて、恒久的な対策を講じる動きは見られません。

三　百間排水路ダイオキシン類汚染問題

熊本県が、水俣湾埋立地の百間排水路の水質調査を行った結果、平成一二（二〇〇〇）年六月、環境基準値一ピコグラムを越える三・八ピコグラムのダイオキシン類が検出されました。熊本県は、排水路の浚渫工事に先立ち、たい積土砂（底質）調査を行ったが、平成一四（二〇〇二）年四月、底質環境基準（一五〇ピコグラム）を大幅に上回る三六〇ピコグラムのダイオキシン類が検出されました（注4）。

水俣市百間排水路等ダイオキシン類調査委員会は、平成一五（二〇〇三）年三月、汚染原因者をチッソ株式会社水俣本部と特定しました。これを受けて、水俣港底質ダイオキシン類対策検討委員会において、平成一六（二〇〇四）年一一月、浚渫した土砂を陸上で保管する工法を採用することが決定しました（注5）。ところが、費用負担をめぐりチッソ株式会社から異議が出されたため、対策工事は大幅に遅れています。

四　八幡プール石灰質漏出問題

チッソ株式会社水俣工場は、工場から排出されるカーバイト残渣を八幡プールに貯留しました。八幡プールは、廃棄物処理法（昭和四六（一九七一）年施行）以前に造られた施設であるため、遮水シートなどの浸出水防止対策が一切施されていません。

最近、八幡プールから、石灰質と見られる白い物質や水分が漏出していることが指摘されたため、熊本県は、平成一八（二〇〇六）年四月、漏出水の検査を実施しましたが、有害物質は検出されませんでした。しかし、カーバイト残渣には、水銀を含んだ酢酸、硫酸、リン酸の排水などが含まれており、今後も継続的な監視が不可欠です（注6）。

おわりに

水俣市の埋立地には、水俣湾堆積汚泥（ヘドロ）処理事業によって埋め立てられた総水銀濃度二五ｐｐｍ以上の汚泥（ヘドロ）が眠っています。また、八幡プールには、水銀を含むカーバイト残渣が大量に堆積しています。それ加えて、百間排水路から浚渫されたダイオキシン類は、チッソ株式会社水俣工場の敷地内に陸上保管（埋立処分）される予定です。

水俣市は、現在でも、チッソ株式会社水俣工場が排出した産業廃棄物を大量に抱えています。

産廃処分場を計画しているＩＤＷ東亜熊本の小林景子社長は、「産廃阻止！　水俣市民会議」の宮本勝彬会長（水俣市長）に対して、「処分場は公害を発生させる施設ではない。水を汚すことは絶対にないし、公害を起こしたらわが社の存立はないと思っている」と安全性を強調しています（注7）。

しかし、これまで「絶対安全」と説明された施設から、公害が発生してきた事実を水俣市民は知っています。また、水俣市民は、企業が、公害を隠し続けた歴史も忘れていません。

「公害の原点」水俣病を経験し、環境都市に生まれ変わりつつある水俣市に、新たな環境汚染の元となる施設は必要ありません。水俣に、産廃はいらない！

注1　平成一〇（一九九八）年三月「水俣湾環境復元事業の概要」熊本県
注2　平成一八（二〇〇六）年七月一二日付熊本日日新聞
注3　平成九（一九九七）年八月四日付熊本日日新聞／特集「消える象徴」第5回
注4　第二七回熊本県環境審議会資料1—2
注5　インダスト（二〇〇六年五月号）「なぜ水俣か〜降って湧いた産廃処分場問題（下）」
注6　平成一一（一九九九）年八月二四日付熊本日日新聞
注7　平成一八（二〇〇六）年六月二八日付熊本日日新聞

あとがき

ノーモア・ミナマタ国賠訴訟弁護団長・弁護士　園田昭人

水俣病の歴史を振り返るとき、いつも心に込み上げてくる怒りがあります。行政に対する怒りです。患者さんたちは、行政を頼りにし、なんとか救ってほしいという悲痛な叫びをあげてきました。しかし、五〇年の水俣病の歴史なかで見えてくるのは行政の冷酷な姿です。あえて被害防止策を取らない行政、できるだけ原因究明を遅らせようとする行政、被害者の泣き寝入りで幕引きをしようとする行政、被害をできるだけ小さくみせようとする行政、そんな姿だけが目に付きます。公害を防止し数万人の国民の生命・健康を保護すること、そして被害救済を図ること以上に大切な行政目的はないはずです。なぜ、住民の生命・健康よりも、高度経済成長や「行政の根幹」という名のメンツをあえて優先させたのか、加害企業よりその罪は大きいのではないでしょうか。

当初、患者さんたちは加害企業を相手に闘っていましたが、すぐに行政の冷酷な姿を目の当たりにすることになります。否応なしに行政という巨大な相手と闘わざるを得なくなったのです。

被害の発生を防止し、救済してくれるはずの行政が、実は加害者であると分かったとき、患者さんたちが取り得るほとんど唯一の手段は司法に救済を求めることでした。

水俣病と名乗り出ることさえ勇気がいるのに、裁判をするには決死の覚悟が必要でした。裁判に立ち上がった患者さんたちは、互いを励まし団結し、支援者、医師、弁護士などの力を借りながら、いくつもの裁判を闘い勝利しました。その闘いが、他の患者さんたちに勇気を与え、新たな闘いが始まり、救済は広がっていきました。そのような患者さんたちの闘いが、二〇〇四年一〇月の最高裁判決の勝利につながっていったのです。

司法という対等に闘う場を得たとはいえ、巨大な行政に勝利するためには患者さんたちの血の滲むような闘いが必要でした。患者さんたちの闘いなしに司法が救済してくれるものでないことを今回のシンポジウムは改めて明確にしました。患者さんたちの闘いが司法に本来の役割を果たさせたといえると思います。

また、今回のシンポジウムは、司法の果たすべき役割という視点も忘れてはならないことを示しました。司法は、初期の段階では、被害者を抑圧する側に立っていました。また、いくつかの裁判所は、行政の欺瞞を見抜けず行政の責任を否定しました。そのことが、解決を遅らせたことは否めない事実です。司法に本来の役割を果させるためには、患者の闘いだけでなく、世論の後押しも不可欠といえます。

今、諸先輩の闘いと最高裁判決に励まされ、新たな闘いが始まっています。二〇〇五年一〇月三日、五〇人の患者さんたちが、チッソ、国、熊本県を被告として、損害賠償を求める訴訟（ノーモア・ミナマタ国賠等訴訟）を熊本地方裁判所に提起しました。そして、患者さんたちは次々に訴訟に立ち上がり、原告数は一〇〇〇人を超えています。

今回のシンポジウムは、新たな訴訟に多くの示唆を与えるものとなりました。司法の果たした役割を検証することは、行政の果たした負の役割を知ることであり、司法の果たすべき役割を知ることです。行政にお願いすれば救ってくれるという考えは捨てるべきです。ノーモア・ミナマタ国賠等訴訟の原告団および弁護団は、行政をあてにせず、司法救済制度による解決を目指していく決意です。友納治夫弁護士（元福岡高裁裁判長）のご報告を聞き、福岡高裁における三一回にわたる協議は、和解を拒否している国の妨害を受けながらも解決に向けた裁判官と関係当事者の強い意志のもとに進められたものであることを知りました。その貴重な実例は、今後の解決に生かされるべきです。

今回のシンポジウムでご報告いただいた友納元裁判長、患者さん、医師、弁護士の皆様、準備いただいた中山裕二さん、北岡秀郎さん、瀧本忠さん、永野弘行さんに心よりお礼申し上げます。なお、永野さんには年表作成にも頑張っていただきました。

「すべての被害者の救済なしにノーモア・ミナマタはない」、そのことを参加者全員で確認しながら、終わりのことばといたします。ありがとうございました。

略年表

年代	月	事件内容
一九〇六年	一月	野口遵が鹿児島県大口に曽木電気を創設
一九〇八年	八月	木電気と日本カーバイト商会を併合、日本窒素株式会社発足
一九三二年	三月	チッソ水俣工場でアセトアルデヒドの生産を始める
一九三四年	六月	無水酢酸製造開始、労災が頻発
一九五五年	六月	六月水俣市茂堂月の浦区の猫が全滅またこの頃から 胎児性患者が多発
一九五六年	五月	チッソ付属病院の細川一院長らが、ミナマタ保健所に原因不明の病気を報告した水俣病の公式確認
一九五七年	七月	熊本県が水俣湾産の魚介類の販売禁止の方針を固める
一九五七年	八月	水俣病患者家庭互助会が出来る
一九五七年	九月	熊本県の魚介類販売禁止の照会に対して、厚生省は全ての魚介類が汚染された根拠はないとして、販売は禁止されなかった
一九五七年	三月	水俣市保健所所長が猫に水俣湾産の魚介類を与える実験を開始した
一九五八年	一二月	水質二法（水質保全法、排水規制法）が成立
一九五八年	九月	チッソが工場排水の排出先を百間港から水俣川河口に変更した
一九五九年	一〇月	県漁連主催漁民総決集会第二次漁民紛争
一九五九年	一〇月	細川医院長の猫実験で猫が病気を発症
一九五九年	一一月	不知火海沿岸の漁民が、総決起大会を開く、工場の操業中止を申しいれたが拒否されたため工場に押し入り警官隊と衝突、一〇〇人以上のけが人が出た
一九五九年	一二月	チッソ患者と家庭互助会が（責任と因果関係は不明）見舞金契約を結ぶ
一九五九年	七月	細川一チッソ付属病院医院長が猫にアセトアルデヒド排水を与える実験を始める
一九六一年	一月	不知火海沿岸の漁民の新日窒侵入事件につき三名に執行猶予刑、五二名に罰金刑の判決
一九六一年	八月	胎児性水俣病を初めて認定
一九六三年	二月	熊大水俣病研究班が「原因はメチル水銀化合物」と発表
一九六四年	五月	水俣湾内漁獲禁止を解除
一九六七年	六月	新潟水俣病の患者らが昭和電工に損害賠償を求めた新潟水俣病第一次訴訟提起
一九六八年	九月	水俣病を公害認定

一九六八年　五月	チッソがアセトアルデ
一九六九年　六月	熊本の患者がチッソに損害賠償を求め熊本地裁に提訴（一次訴訟）
一九七一年　九月	新潟一次訴訟勝利判決（原告勝利）
一九七二年　一二月	東京地検自主交流派川本輝夫氏を傷害罪で起訴
一九七三年　三月	一次訴訟判決（原告勝訴）
一九七三年　七月	チッソと患者が補償協定（チッソが認定患者の一六〇〇万円～一八〇〇万円の補償金などを支払うようになる）
一九七三年　一月	二次訴訟始まる（被告チッソ）未認定患者の損害賠償
一九七四年　一二月	被害者四〇六名が認定の遅れは熊本県に責任があるとして提訴
一九七四年　一月	県が水俣湾に仕切網設置
一九七五年　一一月	患者による歴代チッソ幹部の刑事告訴
一九七六年　一二月	熊本県対する認定の遅れ行政訴訟は原告の勝訴が確定
一九七六年　一二月	患者三四二名が偽患者発言の県会議員二名を名誉毀損で提訴
一九七七年　一二月	県、国、ヘドロ処理事業団に対するヘドロ工事差し止め仮処分訴訟
一九七七年　七月	「昭和五二年度判断条件」
一九七八年　一二月	認定申請患者二四名が認定不作為による賠償請求訴訟を熊本地方裁判所に提訴（待たせ賃訴訟）
一九七八年　六月	閣議で県債発行を了承
一九七八年　一一月	行政不服審査請求を却下された四名が棄却処分取り消し行政訴訟を提訴
一九七八年　三月	偽患者発言事件原告勝訴
一九七九年　三月	二次訴訟熊本地裁判決
一九七九年　三月	チッソ刑事事件判決、業務上過失致死傷でそれぞれ有罪判決（チッソ即日控訴）
一九八〇年　一二月	川本裁判最高裁判決「控訴棄却」
一九八〇年　四月	ヘドロ工事差し止め訴訟熊本地裁却下
一九八〇年　五月	熊本地裁に三次訴訟（被告チッソ・国・県）提起
一九八二年　一〇月	関西訴訟提起（県外在住者）
一九八二年　六月	新潟水俣病二次訴訟
一九八三年　七月	またせ賃訴訟判決原告勝訴（県、国控訴）
一九八四年　五月	東京訴訟A・B号（チッソ、国、県）提起
一九八五年　一一月	待たせ賃訴訟福岡高裁判決原告勝訴（国上告）
一九八五年　一一月	京都訴訟提起（未認定患者の損害賠償）

一九八五年	八月	二次訴訟福岡高裁判決（原告勝訴）「五二年判断条件」を批判
一九八六年	三月	棄却処分取り消し行政訴訟熊本地裁で原告勝訴
一九八七年	三月	熊本地裁三次訴訟第一陣判決（国・県の責任を認める）
一九八八年	二月	チッソ刑事裁判上告審最高裁判決上告棄却決定（有罪確定）
一九九〇年	九月	東京訴訟で和解勧告 国は和解拒否
一九九一年	三月	新潟二次訴訟判決（国の責任認めず）
一九九一年	四月	東京訴訟A号（国・県の責任を認めず）
一九九一年	四月	またせ賃訴訟最高裁判決「破棄差し戻し」
一九九二年	三月	新潟二次訴訟判決（国の責任認めず）
一九九三年	七月	大阪地裁で関西訴訟判決（国・県の責任認めず）
一九九三年	三月	熊本三次訴訟二陣判決（国・県の責任認める）
一九九五年	一二月	政府解決策を閣議決定
一九九六年	五月	関西訴訟を除く全ての水俣病民事訴訟が終結
一九九六年	五月	東京高裁和解成立（東京訴訟控訴審）、熊本地裁、大阪高裁、京都地裁、福岡高裁でもチッソと和解
一九九七年	三月	棄却処分取り消し行政訴訟福岡高裁で原告勝訴
二〇〇一年	一二月	熊本県に対し故溝口チエ氏の認定申請棄却処分取り消し裁判が始まる
二〇〇四年	一〇月	最高裁判決（大阪高裁判決支持）
二〇〇五年	一〇月	不知火患者会が国・県。チッソに損害賠償を求め提訴。
二〇〇六年	四月	東京訴訟A号（国県の責任認めず）
二〇〇六年	四月	訴訟原告の人数が一〇〇〇名を超える。衆参両院で「悲惨な公害を繰り返さないとする決議」が出された。
二〇〇六年	四月	熊本県議会水俣病五〇年決議
二〇〇六年	五月	水俣病公式確認から五〇年事業の水俣病犠牲者の慰霊式典が水俣市で開催
二〇〇六年	六月	熊本県が医療手帳（五二年度）による政治解決を国に要請
二〇〇六年	六月	水俣市において不知火患者会・ノーモア・ミナマタ訴訟弁護団主催の「司法救済をテーマ」した決起集会が開催された

註　釈

水俣病

有機水銀（メチル水銀化合物）に汚染された魚介類を口から摂取することにより起きる中毒性の神経疾患をいう。一九三二年以降、「日本窒素肥料（株）」（現在のチッソ）水俣工場がアセトアルデヒドの生産時に触媒として硫化水銀を使用。メチル水銀を含む廃液を無処理で水俣湾に排出したことが原因。一九五六年五月一日、新日本窒素肥料水俣工場付属病院長の細川一氏が「原因不明の中枢神経疾患の発生」を水俣保健所に報告しました。この日が公式発見の日とされます。一九六五年五月には新潟県の阿賀野川流域において「原因不明の水銀中毒症の患者の散発」が報告されました。昭和電工加瀬工場より排水されたメチル水銀化合物が原因。これを第二水俣病（新潟水俣病）といいます。症状は手足のしびれ、ふるえ、耳鳴り、視野が狭い、ふらつく、言葉がはっきりしない、難聴など様々な症状を呈します。

認定審査会

公害健康被害補償法に基づき、設置された「公害健康被害認定審査会」をいいます。水俣病認定申請者に対する検診、疫学調査等を実施したあと、これらの結果をもとに「水俣病であるか否か」の判断をします。任期は二年、公害健康被害補償法により委員の数は一五人以下と定められています。現在熊本県、鹿児島県ともに委員の再任ができず、機能が停止しています。

ハンターラッセル症候群

一九三七年にイギリスの農薬工場に働く労働者に起こった神経症状について、イギリス人の医師、ハンターとラッセルらが、動物実験に基づいてメチル水銀中毒と診断し、有機水銀中毒の重要な症候群として一九四〇年に報告しました。四肢のしびれ感と痛み、言語障害、運動失調、難聴、求心性視野狭窄が共通に認められ、これらの症状が後に「ハンターラッセル症候群」として、有機水銀中毒の診断基準とされました。

水俣病第二次訴訟福岡高裁判決

チッソ（株）を被告とし、水俣病像を明らかにする裁判として争われました。一九七三年一月、未認定患者を中心とする熊本・鹿児島県の患者が熊本地方裁判所に損害賠償請求訴訟を提起。一九八五年八月の福岡高裁判決では、一九七七（昭和五二）年判断条件について、補償協定に定められた補償金を受給するに適する水俣病患者を選別するための判断条件であり、広範囲の水俣病像をもつ水俣病患者を網羅的に認定するための要件としてはいささか厳格に失しているとしました。その上、汚染された魚介類を多食したという疫学的条件と四肢末梢性の感覚障害があれば水俣病としました。

チッソは上告を断念し、判決は確定しました。この判決はその後の政府解決の救済基準として引き継がれ、一万人を超える水俣病患者が救済されました。

和解協議

第三次訴訟第一陣判決後に水俣病裁判の早期解決をどう実現するかが問われるなか、一九九〇年九月東京地裁を皮切りに熊本地裁、福岡高裁、福岡地裁、京都地裁で解決を求める勧告が出されました。国が和解勧告を拒否するなか、熊本地裁、福岡高裁、東京地裁と相次いで和解協議が進められました。しかし、最後まで協議に参加しなかった国の姿勢は、世論やマスコミの非難を浴びることになりました。福岡高裁での協議は三一回にもおよび、一九九三年一月に最終和解案が示されるにいたりました。

政治決着

第三次訴訟判決後、国は依然和解を拒否し、「生きているうちに救済を」を願う患者の声を無視し続けました。患者や支援者による解決を求める声が高まるなか、時の連立与党はようやく水俣病解決について「三党合意」を発表、これを元に連立与党は「与党解決案」をまとめ、チッソや患者団体に提示しました。水俣病関西訴訟原告団を除く患者団体は「苦渋の決断」として、受入れを表明し一応の決着をみました。これにより、一万二〇〇〇人に及ぶ水俣病被害者が救済されることになりました。

関西水俣病訴訟最高裁判決

熊本、鹿児島両県の不知火海沿岸から関西に移り住んだ未認定患者と遺族が、国、熊本県に賠償を求めた「関西水俣病訴訟」の上告審判決で、二〇〇四年一〇月一五日に言い渡されました。判決は、一九六〇年一月以降、国が水質二法に基づく規制権限行使をしなかったことは違法と認め、熊本県が一九五九年一二月末までに県漁業調整規則三二条に基づいて規制権限を行使しなかったことは著しく合理性を欠くとして、国・熊本県の行政責任を認めました。

相良甲子彦裁判長

水俣病第三次訴訟第一陣判決を下した熊本地方裁判所元裁判長。

一九八七年三月三〇日の水俣病第三次訴訟第一陣判決は、水俣病の発生・拡大の責任は国・熊本県にあるとことを認め、国賠法にもとづく損害賠償請求を認容し、水俣病裁判史上、国・県の責任を認めた最初の判決となりました。

友納治夫裁判長

水俣病裁判に七年間に及び関与。水俣病第三次訴訟の控訴審福岡高等裁判所・裁判長で水俣病問題の解決に向けた並々ならぬ決意のもと、三一回にもおよぶ和解協議をリードし、一九九三年一月に歴史的な最終和解案を示しました。この和解案は、裁判所において水俣病患者を大量に救済するという「司法救済システム」を提起したものであり、その後の政府解決策による被害者救済策に大きな影響を与えました。

水俣病第一次訴訟

一九六九年六月、患者家族一一二人がチッソを被告とし損害賠償請求を熊本地裁に起こしました。提訴当日、渡辺栄蔵原告団長は「ただいまから、私たち水俣病患者は、国家権力に立ち向かうことになりました」との決意表明をし、これからの闘いが国家権力との闘いになると覚悟を決めていました。判決は患者の請求を全面的に認めチッソの責任を断罪しました。この全面勝訴判決は、今後の公害発生を防止するために企業が果たさなければならない義務を明確にした点においても、画期的な判決となりました。

水俣病第二次訴訟

一九七三年一月、患者家族一四一人がチッソを被告とし損害賠償請求を熊本地裁に起こしました。この訴訟では未認定患者の救済が中心課題となり、水俣病像を争うとともに認定審査のあり方も厳しく問われました。一九七九年三月の熊本地裁判決は、認定されないまま判決を迎えた一四名の原告患者のうち二名を水俣病として原告勝訴の判決を下しました。一九八五年八月の福岡高裁判決は、認定されないまま判決を迎えた五人の原告のうち四人を水俣病と認めるとともに、環境庁の五二年判断条件を批判しました。

水俣病第三次訴訟

一九八〇年五月に未認定患者七〇人が第一陣として国・熊本県・チッソを被告とし国家賠償請求訴訟を熊本地裁に起こしました。この訴訟は後に続く二陣以降の原告、東京、京都、福岡、新潟の訴訟の先駆けとなりました。この訴訟では行政の水俣病発生・拡大の責任が問われ、一九八七年三月の熊本地裁第一陣判決は、原告全員を水俣病と認め、国・熊本県の責任を厳しく断罪しました。

ノーモア・ミナマタ国賠等訴訟

二〇〇五年一〇月に未認定患者五〇名が第一陣としてチッソ・国・熊本県を被告とし国家賠償等請求訴訟を熊本地裁に起こしました。現在までに一〇二四人が提訴しています。二〇〇四年一〇月の水俣病関西訴訟最高裁判決以降、事実上破綻した現行認定制度に見切りをつけ、これまでの確定判決に基づき裁判所が水俣病被害者か否か及び補償内容を定め、次々に救済する制度「司法救済制度」を確立し、すべての水俣病患者の救済を目指します。

水俣病訴訟弁護団

連絡先
熊本中央法律事務所
〒860-0078　熊本市京町２丁目12-43
TEL　096（322）2515　FAX　096（322）2573

水俣病救済における司法の役割
――すべての水俣病被害者の救済をめざして

2006年８月26日　　初版第１刷発行

編者 ――― 水俣病訴訟弁護団
発行者 ―― 平田　勝
発行 ――― 花伝社
発売 ――― 共栄書房
〒101-0065　東京都千代田区西神田2-7-6 川合ビル
電話　　03-3263-3813
FAX　　03-3239-8272
E-mail　kadensha@muf.biglobe.ne.jp
URL　　http：//www1.biz.biglobe.ne.jp/~kadensha
振替 ――― 00140-6-59661
装幀 ――― 澤井洋紀
印刷・製本 ―モリモト印刷株式会社

ISBN4-7634-0474-1 C0036